Chaibou Yahaya
Kamayé Moumouni

Les facteurs épidemiologiques de l'asphyxie périnatale

Chaibou Yahaya
Kamayé Moumouni

Les facteurs épidemiologiques de l'asphyxie périnatale

Asphyxie périnatale, un facteur de sous développement

Presses Académiques Francophones

Mentions légales / Imprint (applicable pour l'Allemagne seulement / only for Germany)
Information bibliographique publiée par la Deutsche Nationalbibliothek: La Deutsche Nationalbibliothek inscrit cette publication à la Deutsche Nationalbibliografie; des données bibliographiques détaillées sont disponibles sur internet à l'adresse http://dnb.d-nb.de.
Toutes marques et noms de produits mentionnés dans ce livre demeurent sous la protection des marques, des marques déposées et des brevets, et sont des marques ou des marques déposées de leurs détenteurs respectifs. L'utilisation des marques, noms de produits, noms communs, noms commerciaux, descriptions de produits, etc, même sans qu'ils soient mentionnés de façon particulière dans ce livre ne signifie en aucune façon que ces noms peuvent être utilisés sans restriction à l'égard de la législation pour la protection des marques et des marques déposées et pourraient donc être utilisés par quiconque.

Photo de la couverture: www.ingimage.com

Editeur: Presses Académiques Francophones est une marque déposée de
Südwestdeutscher Verlag für Hochschulschriften GmbH & Co. KG
Heinrich-Böcking-Str. 6-8, 66121 Sarrebruck, Allemagne
Téléphone +49 681 37 20 271-1, Fax +49 681 37 20 271-0
Email: info@presses-academiques.com

Produit en Allemagne:
Schaltungsdienst Lange o.H.G., Berlin
Books on Demand GmbH, Norderstedt
Reha GmbH, Saarbrücken
Amazon Distribution GmbH, Leipzig
ISBN: 978-3-8381-8961-1

Imprint (only for USA, GB)
Bibliographic information published by the Deutsche Nationalbibliothek: The Deutsche Nationalbibliothek lists this publication in the Deutsche Nationalbibliografie; detailed bibliographic data are available in the Internet at http://dnb.d-nb.de.
Any brand names and product names mentioned in this book are subject to trademark, brand or patent protection and are trademarks or registered trademarks of their respective holders. The use of brand names, product names, common names, trade names, product descriptions etc. even without a particular marking in this works is in no way to be construed to mean that such names may be regarded as unrestricted in respect of trademark and brand protection legislation and could thus be used by anyone.

Cover image: www.ingimage.com

Publisher: Presses Académiques Francophones is an imprint of the publishing house
Südwestdeutscher Verlag für Hochschulschriften GmbH & Co. KG
Heinrich-Böcking-Str. 6-8, 66121 Saarbrücken, Germany
Phone +49 681 37 20 271-1, Fax +49 681 37 20 271-0
Email: info@presses-academiques.com

Printed in the U.S.A.
Printed in the U.K. by (see last page)
ISBN: 978-3-8381-8961-1

Année : 2011- 2012

Thèse N°

LES FACTUERS EPIDEMIOLOGIQUES DE L4ASPHYXIE PERINATALE A PROPOS DE 518 CAS COLLIGES A LA MATERNITE ISSAKA GAZOBY DE NIAMEY

THESE

Pour l'obtention du Doctorat en Médecine

(Diplôme d'Etat)

Présentée et soutenue publiquement le Mercredi 28 Décembre, 2011.

Par Mr Yahaya Chaibou

Président du jury   Pr Ag Adéhossi Eric Omar Interniste

Directeur de thèse   Dr Kamayé Moumouni Pédiatre

Membres du jury   Dr Alido Soumana Pédiatre

Dr Idrissa Hassane   Gynécologue Obstétricien

Dr Oumarou Zaratou Pédiatre, néonatologiste

DEDICACES ET REMERCIEMENTS

Louange à Allah

Louange à Allah, Seigneur de l'univers, le Tout Miséricordieux, le Très Miséricordieux, Maître du jour de la Rétribution. C'est Toi [Seul] que nous adorons, et c'est Toi [Seul] dont nous implorons secours.

Ô Allah assiste moi dans l'exercice de la médecine.

Ô Allah Fasses que ma carrière soit une preuve pour moi et non une preuve contre moi le jour de la résurrection.

Ô Allah Guide- nous dans le chemin droit, le chemin de ceux que tu as comblés de faveurs, non pas le chemin de ceux qui ont encouru Ta colère, ni des égarés.

Paix et salut sur le prophète Mohamad

Ô Allah pries sur Mohamad et sa descendance comme Tu as prié sur Abraham et sa descendance ;

Ô Allah bénis Mohamad et sa descendance comme Tu as bénis Abraham et sa descendance.

Je dédie ce travail :

A ma mère Hassana Malam Abdou

Brave femme, patiente, tolérante, animée d'un esprit de loyauté et d'honnêteté incomparable. Vous êtes pour moi un modèle de courage et de bonté. Ce travail est le couronnement de votre souffrance. Aucun mot ne saurait traduire à sa juste valeur ce que je ressens pour vous.

Puisse ALLAH le tout puissant vous bénir et vous donner longue vie pour qu'enfin vous puissiez goutter au fruit de tant d'années de sacrifices

A ma marâtre Binta Abdoul Kadri :

Courageuse et infatigable, vous avez toujours été là quand je eu besoin de vous. Merci pour l'aide morale, matérielle et financière que vous n'avez cessé de m'apporter.

Puisse ALLAH me donner la force et le pouvoir de vous servir tout au long de ma vie.

A mon père Yahaya Salifou :

Vous avez été pour nous, un exemple de courage, de persévérance et d'honnêteté dans l'accomplissement du travail bien fait. Vous nous avez appris le sens de l'honneur, de la dignité et de la justice. Ce travail est un modeste témoignage de tous les sacrifices que vous avez consentis.

Jamais je ne saurai vous rendre un hommage à la hauteur de vos efforts.Que le Miséricordieux vous garde aussi longtemps que possible à nos côtés.

A mes frères et sœurs :

L'amour familial que vous avez entretenu à mon égard a été un atout favorable pour l'accomplissement de ce travail.

Vous êtes pour moi l'image de l'entente, de l'amour, de l'abnégation et de la solidarité que les parents nous ont inculqués.

Que Dieu veille sur nous.

A tonton Dr Sala Maiyaki :

Le soutien que vous m'avez apporté a été décisif. Je ne peux à travers un mot vous exprimer ma reconnaissance .Sachez que ce travail est aussi le résultat de vos efforts. Qu'il puisse vous donner une légitime fierté.

A tonton Dr Assoumane Moussa :

Vous vous êtes souciez de ma réussite. Je garde encore à l'esprit vos conseils.

Merci infiniment pour votre soutien sans relâche

Soyez assurés de ma reconnaissance et de mon respect.

A la famille Dr Alhassane Abdoulaye :

Le temps que j'ai passé avec vous m'a permis de retrouver l'équilibre et la stabilité.

A mes oncles : Adamou Moussa, Yahaya M Abdou, Harouna Nomao, Souley malam Abdou.

Il m'est impossible de traduire ici tous les liens qui unissent un enfant à ses parents. Merci pour votre encouragement, vos conseils, vos prières et vos bénédictions.

A ma tante Rabi Bouwèye :

Votre générosité, votre affection, votre courage et votre sens de l'humilité font de vous une femme exceptionnelle.

Trouvez ici l'expression de ma profonde gratitude.

A toutes mes cousines et tous mes cousins :

Merci pour votre soutien de tous les jours. Recevez mes sentiments affectueux et fraternel

REMERCIEMENTS :

Mes vifs remerciements :

A la Faculté des Sciences de la Santé :

Plus qu'une faculté d'études médicales, tu as été pour nous une école de formation pour la vie. Nous ferons partout ta fierté. Merci infiniment.

A mes enseignants : tous ceux qui m'ont enseigné à l'école primaire, au collège, au lycée et tous les enseignants de la faculté des sciences de la santé.

A mes amis :

Salifou Illiassou : J'ai trouvé en toi des qualités exceptionnelles par ta disponibilité constante, ton soutien précieux et tes conseils. Puisse Dieu te bénir pour tes efforts.

Hassane Sala : En plus d'un ami, tu es pour moi un frère. Merci de tes conseils, écoutes et soutiens.je te dis simplement du courage, que le tout

Puissant t'assiste en toute chose.

M.Cheffou, Abdoul M A, Idi M, Yacouba A., Salao Dodo B., Maitre, A.Habibou, I.Alhassane, M.Moussa, Zangui M. et tous ceux que je n'ai pas cité : A vous tous merci infiniment de m'avoir supporté et assisté pendant ces moments inoubliables.

A tous mes camarades de promotion : Nos efforts n'ont pas été vains. Je suis fier de vous connaitre. Puisse Dieu renforcer nos liens.

A ma future femme : J'espère en toi la stabilité et la tranquillisation du cœur. Que Dieu nous aide en bien.

A Mrs Sani Ibrahim et Hamidou Ousseini : Vous êtes mes grands frères ; vous m'avez conseillé et soutenu pendant de moments difficiles, des moments déterminants. Que Dieu descende sa miséricorde dans vos familles.

A Fadjimata Boudjangar : Vous m'avez conseillé et soutenu .Puisse Dieu vous benir.

A Mr Kader Atto : Tu es pour moi un grand frère. Merci infiniment pour tes conseils. Que Dieu accepte tes meilleurs vœux.

A Mr Souley Nahantchi : Merci pour l'encouragement et les conseils.

A Mr Boubacar chef de garage à Tahoua : Le soutien que vous m'avez apporté a été considérable.

A la famille Elhaj Almou à Illela : Merci pour votre contribution.

A Mr Amadou Hamidou : Merci vraiment pour ton soutien.

A mon petit frère Youssef : Tu es en quatrième année de médecine. Courage et persévérance.

Au personnel du service de néonatologie de la M I G :

Merci pour votre accueil sympathique de tous les jours.

Au personnel du service d'épidémiologie et de documentation de la M I G :

Merci pour votre collaboration.

A tous ceux qui ne sont pas cité et qui ont contribué à la réalisation de ce travail.

HOMMAGES AUX MEMBRES DU JURY

A NOTRE MAITRE ET PRESIDENT DU JURY

PROFESSEUR AGREGE ADEHOSSI ERIC Omar

Ancien interne des Hôpitaux à l'HNN

Spécialiste en médecine interne

Enseignent chercheur à la Faculté de science de santé

Médecin chef de services de médecine interne HNN

Cher Maitre vous nous faites un très grand honneur en acceptant la présidence de notre jury de thèse.

Maitre érudit et pédagogue, vous nous avez impressionné par la qualité de votre enseignement.

Notre passage dans votre service pour des stages cliniques nous a beaucoup édifié .Clinicien de talent et d'expérience, vous nous avez inculqué le raisonnement médical et l'esprit de la collaboration.

Votre humanisme, votre sagesse et votre simplicité dans la connaissance font que vous êtes admirés de tous.

Veuillez trouver ici, cher maitre l'expression de notre considération et de nos remerciements.

A NOTRE MAITRE ET DIRECTEUR DE THESE

Docteur Kamaye Moumouni

Pédiatre

Enseignant chercheur à la FSS ;

Médecin-chef de service de néonatologie de la Maternité Issaka Gazobi.

Vous avez accepté avec spontanéité de diriger notre travail malgré votre emploi de temps très chargé. Cette thèse n'aurait pas vue le jour sans votre engagement et votre abnégation.

Vous nous avez accepté avec endurance et sans ennuis.

Vos connaissances, votre sagesse, vos immenses qualités humaines et scientifiques et votre souci du travail bien fait font de vous un maitre exemplaire.

Cher maitre le service que vous nous avez rendu est énorme ; veuillez trouver

ici nos sentiments dévoués pour vous témoigner de notre profonde gratitude.

A NOTRE MAITRE ET JUGE

Docteur Alido Soumana

Pédiatre

Enseignant chercheur à la FSS

Médecin chef de service de pédiatrie HNL

C'est un grand plaisir pour nous de vous avoir comme maître et juge de ce travail. Votre patience , votre disponibilité, le dynamisme qui vous anime ainsi que votre sens élevé de la rigueur dans le travail font de vous une référence.

Veuillez accepter nos sincères remerciements

A NOTRE MAITRE ET JUGE

Docteur Idrissa Hassane

Gynécologue obstétricien

Médecin chef à la materité du CHR Poudrière.

C'est un honneur et un privilège pour nous que vous acceptiez de juger ce travail malgré vos multiples occupations.

Cher maitre vous nous avez accueilli à bras ouverts dans votre service pour nos stages cliniques et vous avez accordé beaucoup d'importance à notre formation. Nous n'avons encore pas oublié vos pertinentes interventions au cours des staffs aux quels vous avez été toujours présent.

Le temps que vous nous accordez témoigne de l'intérêt que vous portez aux travaux scientifiques.

Trouvez ici l'expression de notre profonde gratitude.

A NOTRE MAITRE ET JUGE

Docteur Oumarou Zaratou

Pédiatre

Médecin au service de néonatologie de la MIG.

Nous éprouvons beaucoup de joie, que vous acceptiez avec spontanéité de siéger dans ce jury de thèse.

Cher maitre, vous avez sans cesse contribué à notre formation.

Nous nous rappelons encore vos brillants exposés édifiants

Soyez rassuré cher maitre de notre profonde reconnaissance.

Veuillez recevoir l'assurance de notre haute considération et de notre profond respect.

SOMMAIRE

Liste des abréviations :

AG……..………………Anesthésie Générale

ATCD…………………… Antécédent

BCF . ……………………Bruits Du Cœur Fœtal

BGR………………….…...Bassin Généralement Rétréci

CHU ……………………Centre Hospitalier Universitaire

cm………………………... Centimètre

CPN .. ……....……………Consultation Prénatale

DFP………………..…… Disproportion Foeto-Pelvienne

FC …………………………Fréquence Cardiaque

GE …………………… Goutte Epaisse

H……………………….... Heure

H 3ème T…………………Hémorragies du 3ème trimestre

HRP…………………….. Hématome Retro-Placentaire

HTA…………………….. Hypertension Artérielle

J …………………………Jour

L A………………………Liquide Amniotique

MCE ... …………………Massage Cardiaque Externe

MAP………………….…..Menace d'Accouchement Prématuré

MIG………………….…..Maternité Issaka Gazoby

mm ………………………... millimètre

mn...............................…… minute

Nnés... .. ..…...Nouveau-nés

OMS ....….Organisation Mondiale de la santé

PaCO2 ....Pression partielle de Gaz Car

PaO2 ....Pression partielle d'Oxygène

PCO2 ....….Pression de Gaz Carbonique

pH ... .….Potentiel Hydro génique

PO2 . ...…..…Pression d'Oxygène

PP................................….... Placenta Prævia

R A................................…..…Rachis Anesthésie

RCI ....…..............République de Côte d'Ivoire

RCIU................................…..Retard de Croissance Intra Utérine

RPM ....…...…. Rupture Prématurée des Membranes

CSR Pro................................…..…Césarienne Prophylactique

RU.......................…. ......…..............Rupture Utérine

SFA ....…Souffrance Fœtale Aiguë

TA......................…........……... Tension Artérielle

T A G T...................................….Travail d'accouchement sur grossesse estimée à terme.

VAT ....……Vaccin Antitétanique

%.. .Pourcentage

‰………………………………………….....Pour mille

<……………………….……………………… Inférieur à

>…………………….…………………….. Supérieur à

≤………………….…….. …………………Inférieur ou égal à

≥………………….……..…………………....Supérieur ou égal à

Quelques définitions classiques :

Période périnatale : Elle commence de 22 semaines d'aménorrhées (154ème jour) au moment où le poids de naissance est normalement de 500g et se termine à 7 jours révolus après la naissance [1].

Enfant vivant : tout enfant qui respire ou manifeste tout autre signe de vie à la naissance et ceci indépendamment de la durée de la gestation.

Mortalité néonatale précoce : décès des enfants nés vivants et morts entre 0 et 6 jours révolus.

Mortalité néonatale tardive : Décès des enfants vivants et morts entre 7 et 27 jours révolus.

Mort fœtale : C'est l'arrêt de toute activité cardiaque du fœtus à partir de vingt huit semaines d'aménorrhées (cent quatre vingt jours) de vie intra utérine et avant le début du travail[2] . Elle est aussi appelée mort fœtale anté partum.

Morti naissance : Tout enfant n'ayant manifesté aucun signe de vie à la naissance est considéré comme mort -né. On distingue :

Les morts anté -partum avant le début du travail.

Les morts perpartum ou intra-partum survenant au cours du travail [2].

Primigeste : une grossesse

Pauci geste : deux à trois grossesse

Multi geste : quatre grossesses à six

Grande multigeste :sept grossesses à plus

Primipare : un accouchement

Pauci pare : deux à trois accouchements

Multipares : quarre à six accouchements

Grande multipare : sept accouchements à plus

Liste des tableaux :

Liste des figures

Introduction

L'asphyxie périnatale correspond une anomalie cérébro vasculaire survenant entre 22 semaines d'aménorrhée et 7 jours de vie [2,3].Ses principales circonstances de survenue sont les grossesses pathologiques et les détresses vitales du nouveau-né quelqu'en soit la cause. [2] Par la souffrance cérébrale qu'elle entraine, l'asphyxie périnatale peut compromettre en quelques minutes à quelques heures l'avenir neuro-intellectuel du nouveau né. Elle représente la cause la plus fréquente de la mort apparente du nouveau né et le risque le plus grave de séquelles neurologiques : infirmité motrice cérébrale, retard mental, déficit neuro sensoriel, comitialité.

L'incidence de l'asphyxie périnatale varie selon le niveau sanitaire des pays et selon la qualité des équipes obstétricales :

Sa fréquence moyenne dans les pays industrialisés se situe entre 2 et 4 ‰ naissances vivantes à terme [3].

En Afrique son un taux global de survenue est 4,2% [4]

Chaque année, selon l'OMS 7,6 millions de décès périnataux se produisent dans le monde et quatre vingt dix huit pourcent (98%) de ces décès surviennent dans des pays en voie de développement [5].Des études ont montrées que l'asphyxie périnatale demeure une des causes importante de cette mortalité [6-11].

Dans nos pays, cette pathologie de la période périnatale se caractérise non seulement par sa grande fréquence, sa mortalité élevée, mais aussi par l'importance de ses séquelles neurologiques qui, lorsqu'elles s'installent, compromettent définitivement l'avenir de l'enfant.

Au Niger l'ampleur et la gravité du problème n'ont pas été évaluées d'où l'intérêt de notre travail.

1

OBJECTIFS :

Objectif général : Contribuer à l'étude des facteurs épidémiologiques de l'asphyxie périnatale.

Objectifs spécifiques:

- ✓ Déterminer la fréquence de l'asphyxie périnatale ;
- ✓ Décrire le profil sociodémographique des parturientes ;
- ✓ Identifier les facteurs de risques de l'asphyxie périnatale ;
- ✓ Décrire les aspects cliniques et évolutifs de l'asphyxie périnatale ;
- ✓ Formuler des recommandations.

GENERALITES

A-DEFINITION

L'asphyxie périnatale se définit comme une perturbation grave de l'homéostasie fœtale, due à un trouble de l'oxygénation fœtale et survenant au cours de l'accouchement.

Elle se traduit par une acidose fœtale, par un trouble de l'adaptation à la vie extra-utérine, défini par une perturbation du score d'Apgar, par des signes neurologiques et/ou par des signes traduisant une défaillance poly viscérale [12].

B EPIDEMIOLOGIE

La survenue d'une asphyxie périnatale concerne 0,5 à 5% des accouchements selon les études et les critères retenus pour la définir [13]. Cette incidence de l'asphyxie périnatale varie selon le niveau sanitaire des pays et selon la qualité des équipes obstétricales. [3]. Ainsi sa fréquence moyenne de survenue dans les pays industrialisés, se situe entre 2 et 4 ‰ des naissances vivantes à terme.

En Afrique, le taux global de survenue de survenue de l'asphyxie périnatale est de 4,2% [3]; cependant cette fréquence est diversement appréciée selon des études. Au Mali l'étude menée à la maternité du Centre de Santé de Référence de la commune V du district de Bamako, par Cissé M. B et coll. a rapporté une incidence de 13,26% d'asphyxie périnatale. En cote d'ivoire une étude réalisée au CHU de Cocody a révélé que l'asphyxie périnatale représente 30,31% des hospitalisations avec un taux de létalité de 29,12% [10].

Au Niger aucune étude n'est menée afin de déterminer la fréquence de l'asphyxie périnatale.

C-PHYSIOPATHOLOGIE

La diminution des échanges gazeux materno-fœtaux lorsqu'elle survient peut mener à une hypoxie [12] . Dans un premier temps, cette altération aboutit à une hypoxémie (diminution de la pO2 artérielle du fœtus). Le fœtus s'adapte initialement à cette situation en améliorant l'extraction placentaire de l'oxygène et en diminuant son activité métabolique pour ne préserver que son métabolisme énergétique. Lorsque l'altération se prolonge, une hypoxie (diminution de l'oxygène tissulaire) finit par survenir. Le fœtus peut encore compenser cette situation en modifiant la répartition du flux sanguin vers ses différents organes. La libération de catécholamines provoque une vasoconstriction périphérique et une redistribution du sang vers le cerveau et le cœur dont le fonctionnement est donc prioritairement maintenu. Par contre, le métabolisme des tissus périphériques devient anaérobie et la production d'acide lactique aboutit à une acidose métabolique fœtale. Lorsque cette acidose n'est plus compensée, la redistribution du flux sanguin vers le cerveau et le cœur disparaît d'où la possibilité d'apparition de lésions neurologiques, d'une défaillance poly viscérale et du décès si le fœtus n'est pas extrait.

D –ELEMENTS EVOCATEURS DE SITUATION A RISQUE :
D 1 Au cours du travail

D 1 1.Signes cliniques :

L'asphyxie périnatale peut être suspectée sur deux signes :
- Les modifications des bruits du cœur fœtal ;
- Le liquide amniotique teinté de méconium.

- **Les modifications des bruits du cœur fœtal**

Les bruits du cœur perçus par la simple auscultation, les modifications portent sur leur intensité et leur fréquence. L'auscultation permet d'entendre les variations prolongées du rythme, qu'il s'agisse de tachycardie ou de bradycardie. Les bruits du cœur difficilement audibles au moment des contractions, doivent être écoutés dans leur intervalle. Mais c'est un moyen insuffisant, la perception des modifications sthétoacoustiques pathologiques étant trop tardive.

Le RCF de base oscille entre 120 et 160 battements par minute.Les anomalies de la fréquence de base se définissent par une variation du RCF de base durant plus de 10 minutes. Isolées, les tachycardies et les bradycardies modérées n'ont pas de signification péjorative

Quant aux mouvements convulsifs du fœtus, ils sont exceptionnels et beaucoup trop tardifs pour avoir une utilité pratique. Ils précèdent de peu sa mort.

Mais bien souvent l'asphyxie périnatale ne se manifeste par aucun signe clinique patent et ce sont les examens complémentaires qui permettent de la découvrir.

- **Liquide amniotique méconial**

Quand l'hypoxie fœtale est intermittente, les phases inter critiques sont marquées par une activation du système sympatho-adrénergique avec tachycardie fœtale et émission de méconium[14] .Dans la présentation de siège, le liquide teinté n'a de signification qu'avant le début du travail ou lorsque le siège est encore haut. Là encore, ces marqueurs sont utiles comme signes d'alerte mais ils ne sont pas spécifiques.

D 1 2.Examens complémentaires de dépistage :

Pendant le travail, trois méthodes sont utilisées pour surveiller l'état du fœtus: l'amnioscopie, l'enregistrement du rythme cardiaque fœtal, les microanalyses du sang capillaire.

- **L'amnioscopie :**

Précise la coloration du liquide amniotique, avant la rupture des membranes.
On doit y recourir au début du travail de tout accouchement dystocique.
La constatation d'un liquide teinté guide la conduite à tenir et impose une surveillance plus rigoureuse encore.

- **L'enregistrement du rythme cardiaque fœtal :**

La courbe du rythme est obtenue avant l'ouverture de l'œuf par un signal externe (ultrasons, phonocardiographie ou électrocardiogramme abdominal) et après l'ouverture de l'œuf par l'électrocardiogramme direct.
L'absence de modifications du rythme, en particulier au moment des contractions est un signe de bon état fœtal qui permet de laisser évoluer le travail.

- **La mesure du pH sanguin capillaire :**

Le maintien de l'équilibre acido-basique dans des limites bien définies est une nécessite vitale. Les valeurs moyennes du PH fœtal évoluent au cours du travail normal et s'abaissent lentement de 7,40 au début de la dilatation à 7, 30 – 7, 20 à la fin de l'expulsion. Elles s'abaissent encore dans les minutes qui suivent la naissance.

Une valeur de pH au-dessous de 7, 20 définit l'acidose fœtale. Entre 7, 25 et 7,20 c'est la pré acidose.

Des micros prélèvements de sang se font sur la tête du fœtus.

La valeur du sang capillaire du cuir chevelu est proche de celle du sang artériel.

Deux types d'acidose peuvent être observés : L'acidose métabolique et l'acidose respiratoire. [15].

Avant la naissance, l'examen clinique et la surveillance régulière de la femme enceinte permettent de préciser s'il existe un risque d'asphyxie néonatale : âge de la mère, taille et mensuration du bassin. L'antécédent médical et obstétrical, l'examen général doivent être inscrits sur le carnet de santé et permettent de dépister les femmes à risque qui nécessitent une surveillance plus fréquente.

Une évaluation de la croissance fœtale doit être classique par l'auscultation des bruits du cœur fœtal à partir du troisième mois, la palpation abdominale de la mère, la mesure de la hauteur utérine à chaque consultation prénatale.

D 2 A la naissance :

Après la naissance, c'est la mesure du score d'Apgar qui permet d'apprécier dès les premières minutes, l'état du nouveau né.

L'asphyxie est responsable d'une mauvaise adaptation à la naissance avec un score d'Apgar bas (<7) prolongé (au moins cinq minutes).Mais ce signe n'est pas spécifique. Un score d'Apgar bas à une minute mais normalisé à cinq minutes n'est pas corrélé au devenir [15].

Le score d'Apgar correspond au relevé de cinq paramètres regroupés dans le tableaux ci-dessous.

Tableau I : Cotation Score Apgar [11]

Signes	0	1	2
Battements Cardiaques	Absents	< 100	> 100
Mouvements respiratoires	Absents	Lents et irréguliers	Bon cri vigoureux
Tonus musculaire	Hypotonie globale	Flexion des membres	Bon tonus en flexion plus mouvements actifs
Réactivité (réponse aux stimuli)	Pas de réponse	Grimaces	Vive toux ou éternuement
Couleur de la peau	Pâleur ou cyanose diffuse	Extrémités cyanosés	Rose

Ce relevé est simple, bien que parfois sujet à variations entre deux observateurs. La réalisation du score d'Apgar de manière extemporanée limite cette variabilité. Malheureusement, assez souvent, le score d'Apgar est fait a posteriori, et donc la part de subjectivité augmente.

Quoi qu'il en soit, le score d'Apgar est fait à 1 minute et à 5 minutes. Il ne permet pas de faire la part entre une hypoxie sévère et une détresse non

9

hypoxique du fœtus. Il est habituel de prendre comme valeur de définition de l'asphyxie néonatale un score à 5 minutes inférieur à 7/10 [15].

Le maximum pour un nouveau-né est égal à 10. Si le total est compris entre 7 et 10, le bébé est normal. Si le total est compris entre 4 et 7, il faut entreprendre des gestes simples de réanimation et surveiller très attentivement. Si le total est au-dessous de 4, la réanimation doit être intensive et confiée au membre du personnel le plus compétent en réanimation présent en salle de travail.

D 3 Cas particulier : le prématuré :

Les conséquences de l'asphyxie chez le prématuré sont beaucoup plus difficilement évaluables que chez le nouveau-né à terme et cela pour plusieurs raisons :

la prématurité et surtout la grande prématurité génèrent une co-morbidité qui participe à la physiopathologie des complications et des séquelles ;

Les lésions neurologiques classiques du prématuré (hémorragies intra ventriculaires, leuco malacies péri ventriculaires) sont favorisées par une asphyxie périnatale [16] mais il s'agit de pathologies multifactorielles. Les lésions plus spécifiques de l'asphyxie (noyaux gris centraux, substance blanche sous-corticale) sont très rarement mises en évidence chez le prématuré [17]: l'imagerie peut être mise en défaut en raison de l'immaturité du cerveau ;

les examens neurologiques précoces (évaluation clinique, électro-encéphalogramme, imagerie) sont, sauf anomalie majeure, peu prédictifs. Il n'y a pas de définition de l'encéphalopathie néonatale chez le prématuré de moins de 34 semaines.

Un contexte d'hypoxie ou d'asphyxie périnatale augmente la mortalité et la morbidité à court terme chez le prématuré [16]. Toutefois, l'impact de l'hypoxie intrapartum sur le risque de paralysie cérébrale est beaucoup moins élevé chez le grand prématuré que chez le nouveau-né à terme.

Cela ne doit pas être interprété comme une moindre vulnérabilité à l'hypoxie du cerveau immature. En fait, le taux de handicap neurologique d'origine périnatale est élevé chez le prématuré et ces séquelles sont multifactorielles, l'hypoxie ne représentant qu'un des facteurs. L'hématome rétro placentaire apparaît à tout âge gestationnel comme un facteur de risque pour la paralysie cérébrale mais la pré éclampsie, potentiellement associée à une hypoxie fœtale, n'est pas un facteur de risque avant 32 semaines alors qu'elle l'est chez le nouveau-né à terme [17].

D 4-Evolution-pronostic

D 4-1 Evolution:

a)-A court terme :
L'asphyxie engage le pronostic vital ; elle a pour conséquences :
- ✓ encéphalopathie (40 % des cas) ;
- ✓ défaillances organiques (60 % des cas) ;

Dans le cas d'une encéphalopathie avérée, il ya 40 à 100% de risques de séquelles. Cependant la présence d'une encéphalopathie n'est pas synonyme d'asphyxie ; seulement 50% des encéphalopathies sont attribuables à l'asphyxie. De même à peine 20% des paralysies cérébrales de l'enfant à terme sont attribuables à une asphyxie périnatale [18].

a-1 Le risque de décès
Il est directement corrélé à l'intensité et à la durée l'asphyxie. Il peut s'agir de décès précoces : décès in utero ou décès en salle de naissance faisant suite à un échec de réanimation. Chez les enfants nés vivants, le risque de décès est très corrélé au score d'Apgar.

a-2 Défaillance poly viscérale

Témoigne habituellement d'une asphyxie péri natale sévère et oriente vers une origine récente (perpartum)

Tous les viscères peuvent être touchés [18] :

– **Cœur**

Des lésions ischémiques peuvent apparaître, avec atteinte de la zone sous endocardique et des muscles papillaires.

Il peut survenir une cardiomyopathie post anoxique, isolée ou associée à une incompétence myocardique.

–**Rein :**

L'atteinte rénale est la manifestation extra neurologique la plus fréquente au cours de l'asphyxie périnatale. Elle en traduit la sévérité et conditionnerait le pronostic neurologique à long terme.

L'hypo perfusion des reins peut entraîner une insuffisance de type prérénal, avec oligurie et modifications des constantes biologiques.

Elle est en général réversible dès qu'une perfusion normale est restaurée.

Dans le cas contraire, il peut exister des lésions ischémiques parenchymateuses (nécrose tubulaire.

–**Foie**

Une atteinte fonctionnelle se traduit par un ictère précoce à bilirubinémie indirecte et par des troubles des facteurs de la coagulation.

– **Intestin**

L'hypoxie est responsable in utero de l'émission de méconium.

L'ischémie mésentérique est un des facteurs des entérocolites ulcéronécrotiques.

– **Poumons**

L'hypoxie peut entraîner des mouvements respiratoires de type gasp et favoriser une inhalation de liquide amniotique (qui est en général méconial).

L'acidose perturbe les voies de formation du surfactant et est un facteur de maladie des membranes hyalines.

Ceci est surtout vrai chez le prématuré, car c'est la voie de la méthyl transférase qui est sensible à l'acidose.

En postnatal, l'hypoxie empêche la fermeture du canal artériel et entraîne la vasoconstriction des vaisseaux pulmonaires.

Globalement, au niveau des tissus, l'anoxie se traduit par la libération d'enzymes d'origine intracellulaire ; leur dosage (créatinine phosphokinase, isoenzyme BB...) pourrait théoriquement permettre d'évaluer l'ischémie tissulaire

-Peau

o Escarres aux points de pression (aile nez si intubation), région occipitale

o Cytostéatonécrose.

a-3 Encéphalopathie néonatale :

L'encéphalopathie hypoxo-ischémique (EHI) est une des principales causes d'encéphalopathie néonatale.

L'EHI est définie par l'association d'une souffrance fœtale, d'une encéphalopathie néonatale responsable d'une hémiplégie cérébrale infantile, sans autre cause retrouvée [3].

Les signes précoces d'une encéphalopathie sont :

o altération de la vigilance avec troubles du regard quasi constante ;

o posture anormale ;

o anomalies du tonus ;

o mouvements anormaux ;

o agitation avec mouvements et mimique stéréotypés ;

o altération des réflexes (succion) ;

o altération du contrôle respiratoire

o convulsions.

L'encerhalopathie témoigne, en cas de contexte d'asphyxie, de l'anoxie cérébrale. La classification clinique et pronostique la plus largement utilisée est celle de Sarnat (1976) [3] :

- Le grade I correspond à une encéphalopathie mineure, avec hypotonie modérée et hyperexcitabilité résolutives en moins de 48 heures.
- Le grade II ou encéphalopathie modérée se manifeste par des troubles de conscience, du tonus, des mouvements anormaux et souvent des convulsions. Le pronostic est réservé avec 40 à 60 % de séquelles ;
- Le grade III ou encéphalopathie sévère est marqué par un coma profond et souvent une perte des réflexes du tronc. Le pronostic est catastrophique avec près de 100 % de décès ou séquelles graves.

L'appréciation clinique peut être rendue difficile par différents facteurs comme la sédation, l'hypothermie, la douleur. L'électro encéphalogramme (EEG) précoce permet de valider l'existence ou non d'une encéphalopathie et d'en apprécier la gravité.

La durée des signes est un bon reflet de la gravité.

L'imagerie avec la clinique et l'EEG, joue un rôle fondamental dans l'évaluation pronostique de l'EHI.

Dans le stade 2, la normalisation des signes dans la première semaine est un élément de bon pronostic

b) A long terme : séquelles neurologiques

Dans la littérature, la paralysie cérébrale est souvent prise comme marqueur essentiel de séquelles neurologiques. C'est un handicap plus facile à recenser que les autres et dont l'origine périnatale est plus fréquente que pour les autres types de handicaps neurosensoriels (déficience mentale, surdité, etc.). Toutefois, il ne faut pas réduire les séquelles d'asphyxie à la seule paralysie cérébrale.

À la différence des encéphalopathies néonatales qui sont fréquemment attribuables à une asphyxie intrapartum, les paralysies cérébrales n'apparaissent liées à cet événement aigu que dans moins de 10 % des cas [19,20] ; pour les

14

paralysies cérébrales de l'enfant né à terme, le pourcentage possiblement attribuable à une asphyxie serait cependant plus élevé, variant de 20 à 28% [21].Cependant, si on applique les critères très stricts de l'International Cerebral Palsy Task Force ou de l'ACOG–AAP, le lien de causalité avec une asphyxie intrapartum est documenté dans moins de 5 % des cas pour les paralysies cérébrales de l'enfant à terme et pratiquement jamais pour les prématurés]. En effet la grande majorité des paralysies cérébrales ont vraisemblablement des origines anténatales. Au niveau épidémiologique, leur incidence est restée relativement stable malgré les modifications des pratiques obstétricales.

Au décours d'un contexte asphyxique, l'évaluation clinique précoce (éventuellement complétée par l'EEG) attestant ou non la présence d'une encéphalopathie est primordiale en termes de pronostic.

Un handicap neurologique n'est attribuable à une asphyxie périnatale que s'il existe des marqueurs d'asphyxie et une encéphalopathie néonatale de gravité modérée à sévère à début précoce. Il convient aussi d'éliminer les autres causes potentielles d'encéphalopathie. Les nouveau-nés à terme nés en contexte d'asphyxie mais qui ne développent pas d'encéphalopathie ou qui ne développent qu'une encéphalopathie mineure ont une évolution à long terme (à l'âge scolaire) comparable aux enfants nés sans contexte d'asphyxie [22] . Cette notion a une implication pédiatrique importante : l'examen clinique attentif et la traçabilité de l'observation sont indispensables pour tout enfant né en contexte d'asphyxie ; l'examen doit être fait à la naissance et répété dans les 48 premières heures de vie.

Les régions cérébrales les plus vulnérables vis-à-vis de l'anoxie chez le nouveau-né à terme sont les noyaux gris centraux, le cortex et la substance blanche sous-corticale, le tronc cérébral [23]. Les séquelles neurologiques de l'asphyxie périnatale peuvent donner *plusieurs tableaux cliniques* , associés ou non, en général bien corrélés à la topographie des lesions : la paralysie cérébrale ou *cerebral palsy* , qui dans la terminologie française regroupe plusieurs entités définies selon le degré des troubles cognitifs associés : l'infirmité motrice cérébrale (IMC) (peu ou pas de troubles cognitifs), l'infirmité motrice d'origine cérébrale (IMOC) (avec déficience mentale modérée à sévère) et le polyhandicap (avec déficience mentale profonde). Dans le cas d'une paralysie cérébrale secondaire à une asphyxie à terme, l'atteinte motrice est habituellement en rapport avec des lésions des noyaux gris centraux et de la capsule interne ; parfois il s'agit d'une encéphalomalacie kystique cortico-sous-corticale (avec souvent un tableau de polyhandicap) ou plus rarement comme chez le prématuré de lésions péri ventriculaires [24]. L'atteinte motrice liée aux lésions des noyaux gris centraux est souvent sévère, atteignant fréquemment tous les membres (quadriplégie) et la motricité bucco faciale ; elle est aussi marquée par une dystonie-dyskinésie, en général manifeste à partir de deux ans. Ce type clinique de paralysie cérébrale quadriplégique et/ou dyskinétique est assez caractéristique d'une origine post asphyxique.

Des troubles cognitifs (troubles des fonctions supérieures) : une déficience mentale est habituellement en rapport avec des lésions cortico-sous-corticales et s'associe à une microcéphalie [28]. Elle concerne 75 % des enfants atteints de paralysie cérébrale post asphyxique et 15 % des rescapés d'encéphalopathie néonatale sans paralysie cérébrale. La fréquence des troubles cognitifs plus modérés chez les grands enfants ou adolescents sans paralysie cérébrale est encore mal évaluée, elle pourrait atteindre 70 % et toucherait surtout les fonctions exécutives [26]. On a rapporté également une fréquence élevée de troubles cognitifs (surtout dans les domaines des fonctions exécutives, de l'attention, de la mémoire, du langage) et de besoins éducatifs spécialisés chez les enfants ayant des antécédents d'encéphalopathie et dont l'évolution s'est faite sans paralysie cérébrale une épilepsie également en lien avec des lésions corticales ; une surdité habituellement associée à d'autres sequelles neurologiques et des troubles neurovisuels :cecité,corticale et troubles visiospatiaux [27].

D 4 2-pronostic:

Le pronostic neurologique des enfants nés en contexte d'asphyxie repose sur trois éléments [27]:

_ la clinique : présence et gravité de l'encéphalopathie post asphyxique;

_ Les examens électro-physiologiques : l'EEG reste l'examen de choix ;

_ L'imagerie : aujourd'hui, l'imagerie par résonance magnétique.

En cas d'anomalie clinique ou d'évaluation clinique impossible (sédation thérapeutique), il est indispensable de compléter le bilan par l'EEG et l'IRM

Cliniquement :

Stade I: très bon pronostic

Stade III : très mauvais

Cas de l'encéphalopathie De Stade II :

Eléments de bon pronostic :

Récupère vers 8-10 j de vie

- bon contact

- bonne prise du mamelon

- pas d'hyperthermie péripherique

- tonus axial normal

Eléments de mauvais pronostic :

- trouble de la succion, déglutition

- état léthargique persistant (ces 2 anomalies évoquent altération des noyaux gris centraux et/ou tronc cérébral)

- hypothermie axiale, irritabilité

- persistance convulsions

17

E- ETIOLOGIES :

E-1 Causes liées à l'accouchement :
E -1 a Les effets de la contraction utérine :

- Contractilité anormale par hypercinésie d'intensité ou de fréquence ou hypertonie.
- Contractilité normale agissant sur un fœtus amoindri par une souffrance fœtale chronique.

Toutes les dystocies en particulier dynamiques qui entrainent une prolongation du travail peuvent être source d'asphyxie périnatale.

F -1-b Causes iatrogènes

Usage mal contrôlé des ocytociques qui entraine une hypercinésie et une hypertonie ;

Les antis spasmodiques et les les analgésiques qui dépriment les centres respiratoires du fœtus ;

Les anesthésiques généraux par action dépressive ;

L'anesthésie régionale qui entraine une hypotension maternelle avec retentissement fœtal ;

Le déclenchement artificiel du travail, par une contractilité prolongée ;

Les opérations d'extraction instrumentale mal indiquées et/ou mal exécutées.

E-2 Causes funiculaires ou placentaires

Elles tiennent une place importante

- Les anomalies funiculaires :

Il s'agit de compression ou d'étirement du cordon entrainant une diminution du flux sanguin de la mère vers le fœtus.

- ✓ Procidence du cordon ;
- ✓ Brièveté naturelle ou accidentelle, laterocidence ;
- ✓ Circulaires, bletelles, enroullement, torsion, nœud.

- **Altération placentaire**

Elles réduisent le champ de l'hémostase.

- ✓ Syndromes vasculo rénaux avec infarctus, pré éclampsie, HRP, diabète ;
- ✓ Placenta proevia,placenta étalé et aminci,implanté sur un endométre altéré par une endométrite anérieure ou des curages antérieurs ;
- ✓ Insuffisance placentaire de la grossesse prolongée ;
- ✓ Tumeurs placentaires ;
- ✓ Infection amniotique compliquant un travail long et prolongé après rupture prématurée ou précoce des membranes.

E-3 Causes fœtales

- o RCIU ou hypotrohie ;
- o Malformation fœtale ;
- o Prématuré ;
- o Gros fœtus ;
- o Grossesse prolongée ;
- o Fœtus de mère diabétique ;
- o Présentation dystocique ;
- o Fœtus de mère diabétique ;
- o Fœtus atteint de maladie hémolytique ;
- o Fœtus anémié ;
- o Fœtus infecté :
- o Grossesse gémellaire, surtout monozygote

E-4 Causes maternelles :

Il s'agit des causes d'hypoxie maternelles au cours de la grossesse ou de l'accouchement :

- o Insuffisance respiratoire :
- o Insuffisance cardiaque ;

o Anémie :

o HTA, diabète

o Insuffisance rénale ;

o Syndrome hypotensif de décubitus ;

o Etat de choc cardiogénique ;

o Traitement par hypotenseurs puissants et mal contrôlés.

II Notre étude :

A-CADRE D'ETUDE :

La maternité Issaka Gazoby de Niamey nous a servi de cadre d'étude

1   Aperçu sur le Niger

1 1. Aspects géographiques du Niger

Pays sahélien et enclavé, le Niger est caractérisé par des conditions climatiques difficiles du fait de sa situation dans la zone intertropicale.

D'une superficie de 1.267.000 km^2, le Niger est situé entre 11° 37 et 23° de latitude nord et entre le méridien de Greenwich et 16° de longitude est, à 700 km au nord du Golfe de Guinée, à 1 900 km à l'est de la côte Atlantique et à 1 200 km au sud de la Méditerranée. Le Niger est limité :

- Au Nord par l'Algérie et la Libye ;
- Au Sud par le Nigeria et le Bénin;
- A l'Est par le Tchad ;
- A l'Ouest par le Mali et le Burkina Faso.

Son relief très diversifié est composé :

Des hauts plateaux du Nord-est ;

Des bas plateaux du Nord et du Sud ;

Du massif montagneux de l'Air ;de plaines de taille variée.

12 Aspects humains :

Le Niger connait une croissance démographique galopante, avec un taux de 3,1% par an, ce qui amène à un dédoublement de la population tous les 23 ans. C'est aussi l'un des rares pays au monde où la fécondité désirée est plus élevée que la fécondité observée.

22

Dans ce contexte l'extension de l'accès aux services de santé, notamment ceux de la reproduction de la gestion intégrée de la mère et de l'enfant, ainsi que l'accès à la planification familiale représentent des défis majeurs pour le Niger.

2. La maternité Issaka Gazobi

2.1 Présentation de la Maternité ISSAKA GAZOBY

Créée en 1929, la Maternité centrale dénommée maternité ISSAKA GAZOBY par décret n° 97/357/ PRN du 18 septembre 1997, est un établissement Publique à caractère Administratif (EPA). Elle a connu des travaux de réhabilitation dont les derniers furent effectués en 1995. Elle a ré-ouvert ses portes en 1996.

La maternité Issaka Gazoby est située en plein cœur de la communauté urbaine de Niamey. Elle se situe au sommet de la pyramide sanitaire du Niger, un centre spécialisé, de référence dans la prise en charge des pathologies gynécologiques et obstétricales.

Comme tout service public, elle a pour objet l'accomplissement d'activités d'intérêt général. Elle poursuit la mission de service publique, dispose d'un patrimoine propre et jouit d'une autonomie financière.

La maternité a pour mission :

1. Assurer les prestations gynécologiques, obstétricales, néonatales du niveau tertiaire ;

2. Accueillir les références et assurer les contre-références ;

3. Assurer la protection maternelle et périnatale ;

4. Assurer les prestations de planification familiale ;

Assurer aussi la prise en charge gratuite des cancers féminins (décrets n° 2007-261/PRN/MSP et le n°2007-410/PRN/MSP sur les cancers féminins.

Servir de cadre de formation et de recherche en gynécologie, obstétrique et néonatologie.

2.2. Historique

De 1929 à 1947, la Maternité Centrale était constituée de cases en banco, d'une literie en terre battue et des nattes. Les femmes enceintes y étaient hospitalisées de force dès le huitième mois de grossesse jusqu'au huitième jour après l'accouchement.

En 1948, le FIDES réhabilita la maternité en la dotant de deux (2) bâtiments modernes, d'un logement de sage-femme et d'un majestueux pavillon d'hospitalisation. Elle était dirigée à cette époque par Madame Hélène BASSY WATTARA originaire de Saint-Louis du Sénégal, première sage-femme responsable de la maternité.

En 1973 arrivait un gynécologue-obstétricien de nationalité Française : le Docteur Guy BIANCHI. Grâce à l'appui financier du FED ont été construits : un nouveau pavillon de 23 lits, un bloc opératoire avec deux salles d'opération et deux salles d'accouchement avec quatre (4) tables.

Le premier Gynécologue-obstétricien Nigérien, Docteur Issaka GAZOBY est arrivé en 1978 et fut nommé Médecin Chef de l'institution.

Une troisième réhabilitation eut lieu en 1993 grâce à l'appui du Royaume d'Espagne et du FED. La maternité est désormais renforcée par des unités spécialisées (laboratoire-imagerie –néonatologie etc.…).

Elle fut érigée en Etablissement à caractère Administratif (EPA) en 1996 par ordonnance n°96-96 du 28 Novembre 1996 et reçu le nom de baptême d'un gynécologue-obstétricien nigérien : Docteur Issaka GAZOBY.

2.3 Situation géographique

Située en plein centre de la ville de Niamey , la MIG est limitée à l'est par la Coordination Inter Sectorielle de lutte contre le VIH/SIDA (CILSLS), le Centre National Anti tuberculeux (CNAT), le Centre National de Référence des IST(CNR/IST), le Centre National de Radio Protection (CNRP) , la Direction Régionale de la Santé Publique de Niamey (DRSP/CUN) et le Centre de Traitement Ambulatoire VIH (CTA) à l'ouest par le Ministère de la Population de la Promotion de la Femme et de la Protection de l'enfant (MP/PF/PE)au nord par la Direction de la Sécurité du Territoire(DST) ,la section régionale de la Croix Rouge (CR) et l'Agence Nigérienne pour la Promotion de l'Emploi(ANPE), au sud par le Centre National de Radiothérapie   (CNR) et le Centre commercial.

2-4 Plateaux technique

Le plateau technique a été révisé selon un modèle de services complémentaires visant à intégrer toutes les activités en matière de santé de la reproduction. Il comprend :

Une salle d'urgence (4 tables d'examen)

Une salle d'accouchement (3 box) et une salle d'observation (4 lits)

Un bloc opératoire avec ses annexes (service de réanimation, service d'anesthésie)

Une unité de consultations externes ;

Un service de gynécologie (35 lits) ;

Un service d'obstétrique (72 lits)

Un service de grossesses pathologiques (28 lits) ;

Un service de néonatalogie (23 berceaux) ;

Un service d'imagerie médicale (radiologie, échographie, mammographie) ;

Un service de pharmacie et de laboratoire d'analyses médicales ;

Un service de maintenance,

Le service social, le service d'état civil et le service d'hygiène et d'assainissement.

La buanderie et la cuisine

B Méthodologie

1-Population cible :

Sont concernés par l'étude :

Tout nouveau né (vivant ou mort) né à la maternité Issaka Gazoby et ayant présenté l'asphyxie périnatale ;

Toute mère dont le nouveau né a présenté l'asphyxie périnatale..

2-Type et période d'étude :

Il s'agit d'une étude rétrospective réalisée à la maternité Issaka Gazoby de Niamey, sur une période de 12 mois allant du 1er Janvier au 31 décembre 2010.

3-critères d'inclusion :

-Tout nouveau né d'au moins 22 S A ou pesant au moins 500g avec Apgar inférieur à 7 à 5 minutes après la naissance;

-Tout mort né frais d'au moins 22 S A ou pesant au moins 500g dont le décès est intervenu dans un contexte d'asphyxie périnatale.

4-critères de non inclusion :

-Tout nouveau né vivant ne remplissant pas les critères ci-dessus ;

-Les morts fœtales liées aux malformations congénitales ;

-Les nouveaux de plus de 6 jours de vie ;

5 -variables étudiées :

Nous avons étudié les paramètres suivants :

5 1-Variables maternelles

- L'âge ;
- La profession
- La situation matrimoniale
- La profession du mari
- Le niveau d'instruction
- Le mode d'admission
- La provenance
- Le motif de référence
- La gestité
- La parité
- Les antécédents
- La CPN
- Le statut vaccinal

5 2-Variables du nouveau né :

- Les BCF
- Le mode de présentation
- La qualité du liquide amniotique
- Le terme de naissance
- Le sexe
- Le poids
- Le score Apgar
- La durée de la réanimation
- Le score de Silverman
- La durée du séjour
- L'évolution

6- Techniques et outils de collecte des données :

6-1 Techniques :

Pour la collecte des données nous avons utilisés des dossiers des nouveau-nés et ceux de leurs mères disponibles au service d'épidémiologie et de documentation de la maternité Issaka Gazoby.

6-2 Outils :

Nous avons recueillis nos données sur une fiche d'enquête préétablie et validée.

7-Traitement et analyse des données :

Nos données ont été saisies et traitées à partir de Microsoft office Word 2007, Microsoft Excel 2007 et Spss version 19.

8-Difficultés rencontrées :

-Absence de certaines informations sur les dossiers ;

-Mauvais remplissage des dossiers ;

9-Limites de l'étude

Une étude rétrospective ne donne pas toujours de façon exhaustive tous les renseignements nécessaires

C   RESUTATS :

I La fréquence

Sur 4832 accouchements enregistrés à MIG au cours l'année 2010, 518 nouveaux nés ont présentés une asphyxie périnatale, soit une fréquence de 7,39%.

II Caractéristiques épidémiologiques :

A   paramètres maternels :

A 1 l'âge :

Tableau I :   Répartition des mères selon l'âge

Tranches d'âge	Effectifs	Pourcentage
14-19 ans	71	21,3
20-29 ans	162	48,6
30-39 ans	87	26,1
40-50 ans	13	3,9
Total	333	100,0

La tranche d'âge 20-29 est la plus représentée avec un taux de 48,6%.

A 2. L'occupation

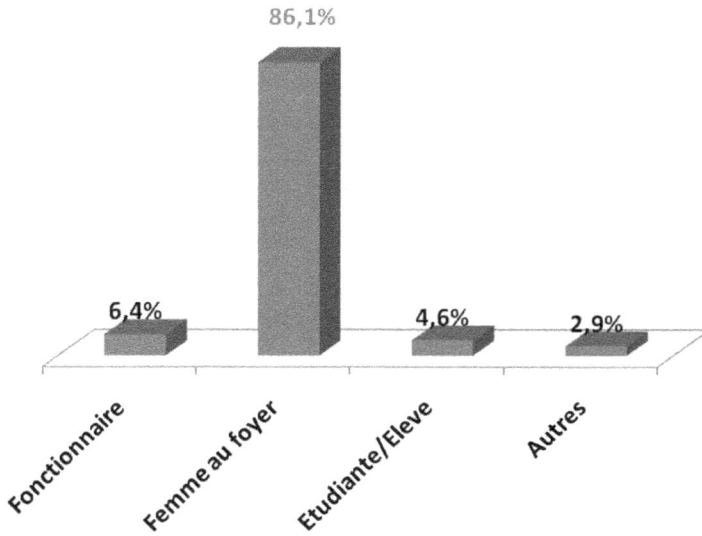

**Figure 1** Répartition des mères selon leurs professions

Les femmes au foyer sont largement dominantes avec un taux de 86,1%

A 3 : La situation matrimoniale

Tableau II : Répartition des mères selon la situation matrimoniale :

Situation matrimoniale	Effectif	Pourcentage
Mariée	493	95,2
Célibataire	15	2,9
Divorcée	10	1,9
Total	518	100

Les mariées sont majoritaires avec un taux 95,2%

A 4.La l'occupation du mari :

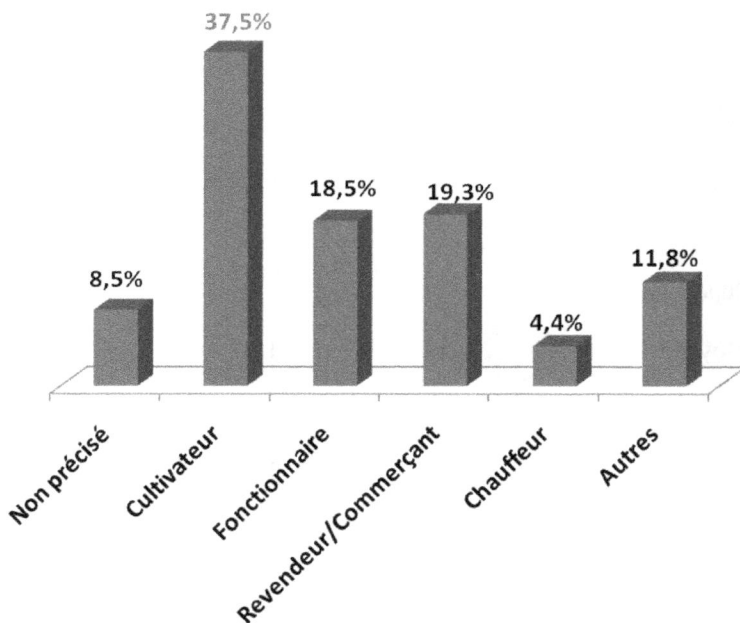

Figure 2 : Répartition selon la profession du mari

Les pères sont en grande majorité des cultivateurs avec un taux de 37,5%.

A 5.Le niveau d'instruction :

Tableau III : Répartition selon le niveau d'instruction des mères :

Niveau d'instruction	Effectifs	Pourcentage
Analphabètes	275	53,1
Supérieure	24	4,6
Moyen	64	12,4
Primaire	155	29,9
Total	518	100,0

Les analphabètes représentent 53,1% des mères.

A 6.Le mode d'admission :

Tableau IV :   Répartition de mères selon le mode d'admission

Mode d'admission	Effectifs	Pourcentage
Venue d'elle-même	128	24,7
Référée	379	73,2
Evacuée	11	2,1
Total	518	100

Les mères référées représentent 73,3% des cas

A 7.La provenance :

Tableau V :   Répartition de mères selon la zone de provenance :

Zone de provenance	Effectifs	Pourcentage
Urbaine	102	19,7
Sub urbaine	144	27,8
Rurale	272	52,5
Total	518	100,0

Les mères provenant des zones rurales et représentent 52,5% des cas

A 8.Le motif de référence :

Tableau VI :   Répartition de mères selon le motif de référence :

Motif de référence	Effectifs	Pourcentage
MAP	17	4,5
Hémorragies 3èm T.	83	21,9
Dystocies	60	15,73
D F P	11	2,9
R P M	18	4,75
RCIU	4	1,05
Anémie sévère	8	2,12
Procidence du cordon	21	5,4
Procidence d'un membre	4	1,05
Présentation transverse	13	3,43
Eclampsie/pré éclampsie	47	12,4
CSR Prophylactique	3	0,75
Utérus cicatriciel	8	0,8
Cardiopathie et grossesse	4	2,11
Rétention 2eme jumeau	4	1,05
SFA	55	14,5
Primipare-siège	5	1,3
Autres	14	3,7
Total	379	100,0

les hémorragies du 3ème trimestre avec (21,9%) représentent le motif de référence le plus fréquent.

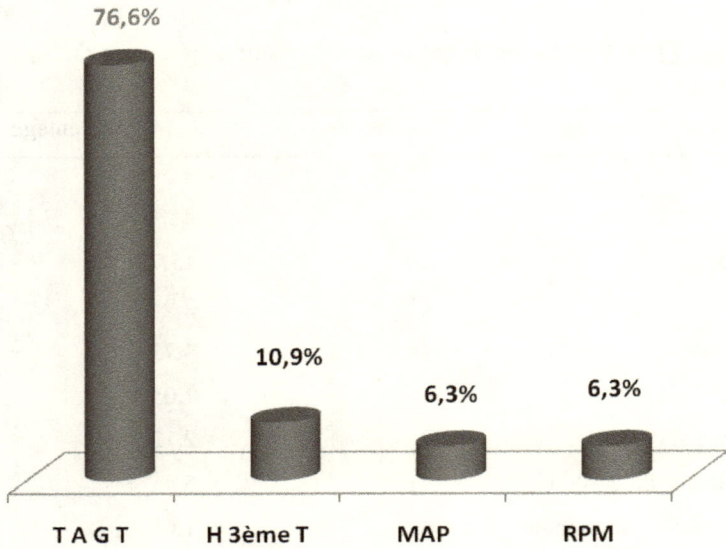

Figure 3 :   Répartition des mères selon le motif de consultation :

Le travail d'accouchement sur grossesse estimée à terme représente 76,6% des cas.

A 9.La gestité :

Tableau VII :   Répartition des mères selon la gestité :

Gestité	Effectif	Pourcentage
Primi geste	203	39,2
Pauci geste	179	34,6
Multi geste	63	12,1
Grande muitigeste	73	14,1
Total	518	100

Les primigestes représentent 39,2% des cas

A 10.La parité :

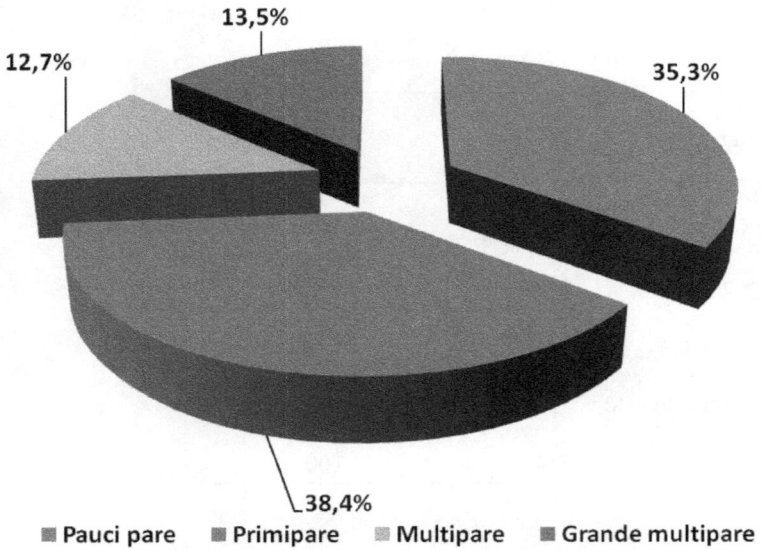

Figure 4 :   Répartition des mères selon la parité

Les primipares représentent 38,4% des cas

A 11.Les antécédents :

A 11.1.Les antécédents obstétricaux

Tableau VIII Répartition des mères selon le s antécédents obstétricaux :

Antécédent	Oui	Non	Pourcentage	
			Oui	Non
Morts nés	8	510	1,5	98,5
Enfants décédés	48	464	10,4	89,6
Toxémie	2	516	0,4	99,6
FCS	61	457	11,8	88,2
Césarienne	48	470	9,3	90,7

L'antécédent de césarienne est retrouvé dans 11,8% des cas

A11.2 Les antécédents médicaux :

Tableau IX Répartition des mères selon les antécédents médicaux :

Antécédents médicaux	Effectifs	Pourcentage
Aucun	486	93,8
HTA	16	3,1
Diabète	8	1,5
Cardiopathie	3	0,6
Asthme	4	0,8
Autre	1	0,2
Total	518	100

Dans 93,8% des cas on n'a noté aucun antécédent médical connu.

B Les paramètres de la grossesse :

B 1. La CPN

Tableau X : Répartition selon le nombre de CPN :

CPN	Effectifs	Pourcentage
0	84	16,2
1	71	13,7
2	140	27,0
3	123	23,7
≥ 4	90	17,37
Non précisé	10	1,9
Total	518	100,0

Seuls 17,37% des mères ont fait un nombre de CPN supérieur ou égal à 4

B 2 : La vaccination anti tétanique

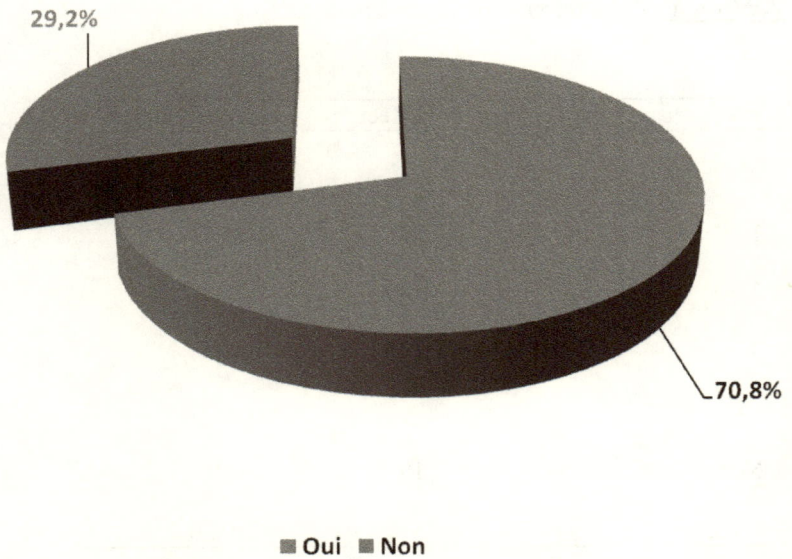

29,2%

70,8%

■ Oui ■ Non

__Figure 5__ : Répartition de mères selon le statut Pour la vaccinal

Les mères non vaccinées contre le tétanos représentent 29,2% des cas

B 3. Les BCF

__Tableau XI__ Répartition de mères selon la perception des BCF à l'admission :

BCF /minute	Effectifs	Pourcentage
Non perçus	52	10,0
< ou égal à 120	81	15,6
120-160	227	43,8
> ou égal à 160	158	30,5
Total	518	100,0

Dans environs 56% des cas il existe une anomalie de BCF

B 4 Le mode de présentation :

Tableau XII Répartition des mères selon le mode de présentation :

Mode de présentation	Effectifs	Pourcentage
Siège	94	18,1
Face	15	2,9
Céphalique	391	75,48
Transverse	18	3,47
Total	518	100,0

Dans 23,47% des cas il s'agit d'une présentation dystocique.

B 5 .Le liquide amniotique :

Tableau XIII Répartition des mères selon l'aspect du liquide amniotique à l'admission :

L A	Effectifs	Pourcentage
Clair	181	34,9
Teinté	147	28,4
Méconial	142	27,4
Hémorragique	19	3,7
Non précisé	31	6,0
Total	518	100,0

Dans 34,9% des cas il n'existe aucune anomalie du liquide amniotique.

B 6 La pathologie diagnostiquée au cours de la grossesse :

Tableau XIV Répartition de mères selon les pathologies rencontrées.

Pathologie	Effectifs	Pourcentage
Aucun	147	28,6
HRP	47	8,6
Placenta prævia	30	5,8
RU/syndrome pré R U	25	4,8
RCIU	2	0,4
RPM	27	5,3
Procidence d'un mbre	3	0,6
Procidence cordon	19	3,6
Eclampsie/pré éclampsie	43	8,4
Dystocies	105	20,3
Oligo amnios	13	2,5
Prématurité	43	8,3
Post maturité	6	1,2
Hydramnios	3	0,6
Autre	5	1,0
Total	518	100,0

Les étiologies sont dominées par les dystocies (20,3%).

B 7.Le mode d'accouchement :

Tableau XV : Répartition des mères selon le mode d'accouchement :

Mode d'accouchement	Effectifs	Pourcentage
Voie basse simple	139	26,8
Forceps	19	3,7
Laparotomie	17	3,3
Césarienne	343	66,2
Total	518	100,0

La césarienne représente 66,2% des cas.

B 8 Le type d'anesthésie utilisée

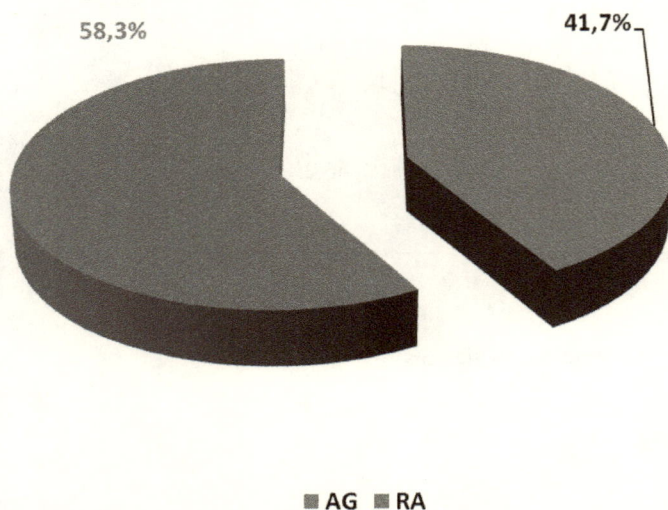

Figure 6 : Répartition des mères selon le type d'anesthésie utilisé lors de la césarienne :

La R A est la plus utilisée avec 58,3% des cas.

C Paramètres du nouveau-né

C 1 Le nné selon la grossesse unique ou multiple:

Tableau XVI : Répartition des nouveau né selon le type de grossesse

Type de grossesse	Effectif	Pourcentage
Unique	489	94,4
Jumeau	29	5,6
Total	518	100,0

Les jumeaux représentent 5,6% des nouveaux nés

C 2. Le terme du nné :

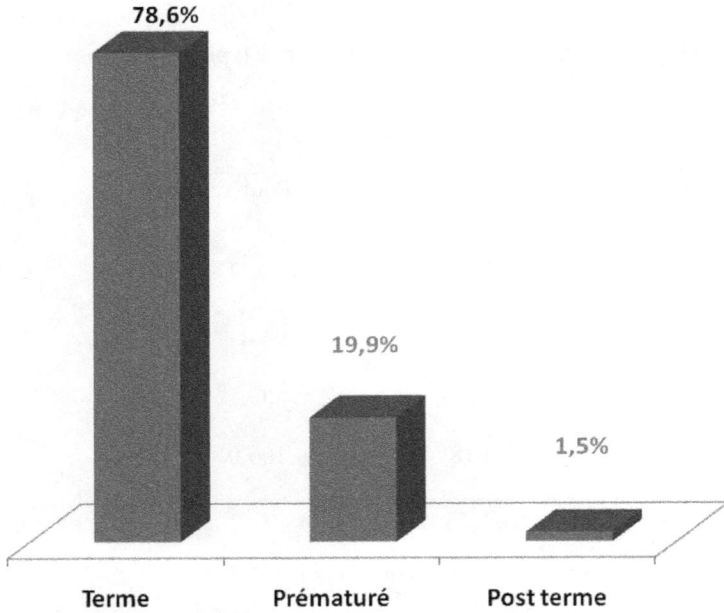

Figure 7 : **:** Répartition des nouveau-nés selon le terme de la grossesse.

Les nouveaux nés prématurés représentent 19,9% des cas

C 3 Le Sexe du nné :

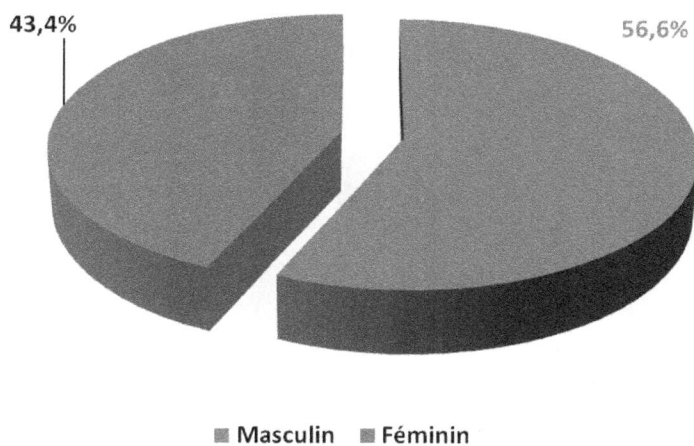

43,4% 56,6%

■ Masculin   ■ Féminin

__Figure 8__ : Répartition des nouveau-nés selon le sexe.

Le sexe masculin représente 56,6% des cas.

C 4.Le poids du nné :

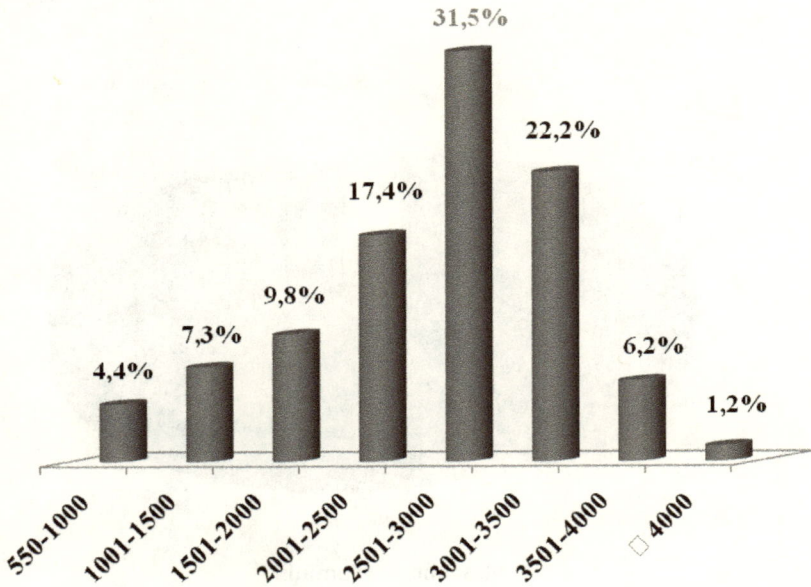

Figure 9 : Répartition des nouveaux nés selon le poids de naissance :

Les nouveaux nés de poids compris entre 2500 et 3000 sont les plus représentés avec 31,5%

C 5.Apgar à la naissance : 1minute

TableauXVII : Répartition des nouveaux nés selon le score Apgar à la 1ere minute de naissance :

Score d'Apgar	Effectifs	Pourcentage
0	128	24,7
2-3	234	45,2
> 3 et < 7	156	30,2
Total	518	100,0

Seuls 30,2% ont un Apgar supérieur à 3.

C 6.Apgar à 5 minutes

TableauXVIII: Répartition des nouveau-nés selon le score Apgar à 5 mn :

Score d'Apgar	Effectifs	Pourcentage
0	58	14,9
2- 3	16	4,10
> 3 et < 7	316	81,02
Total	390	100,0

Sur les 390 (75,3%) nés vivants, 14,9% n'ont pas survécus à la 5ème minute

C 7.Admission au service de néonatologie :

C 7 1.Apgar à 1 mn :

TableauXIX : Répartition des admis en néonatologie selon l'Apgar à 1 mn :

Apgar à 1 mn	Effectifs	Pourcentage
≤ 3	176	53
> 3 et < 7	156	47
Total	332	100,0

Les nouveaux nés admis au service de néonatologie étaient à la première minute en état de mort apparente dans 53% des cas.

C 7 2.Apgar à 5 mn :

Tableau XX: Répartition des admis en néonatologie selon l'Apgar à 5 mn :

Apgar à 5 mn	Effectifs	Pourcentage
≤ 3	16	4,8
> 3 et < 7	316	95,2
Total	332	100,0

A la 5ème minute 4, 8% étaient toujours en état de mort apparent.

C 7 3. Gestes lors de la réanimation :

Tableau XXI : Répartition des nouveaux nés admis en néonatologie selon les techniques de réanimation.

Acte	Oui	Non	Pourcentage Oui	Non
Aspiration	327	5	98,5	1,5
Oxygénation	319	13	96,1	3,9
Ventilation	97	235	29,1	70,9
MCE	33	299	9,93	90,07

Le massage cardiaque externe a été effectué dans 9,93% des cas.

C 7 4. Durée de la réanimation :

Tableau XXII : Répartition des nouveaux nés selon la durée de la réanimation :

Durée de réanimation	Effectifs	Pourcentage
0-5	165	49,5
05-10	106	32,1
11-15	28	8,4
16-20	14	4,2
21-25	4	1,2
26-30	10	3,0
31-35	3	9
36-40	1	3
41-45	1	3
Total	332	100,0

La durée de réanimation est inférieure à 5 minutes dans 49,5% des cas.

C 7 5. Le score de Silverman :

Tableau XXIII : Répartition des nouveaux nés selon le score de Silverman

Score de Silverman	Effectifs	Pourcentage
0-2	97	29,1
03-6	196	59,2
07-10	39	11,7
Total	332	100,0

Seuls 29,1% ont un score inférieur ou égal à 2.

C 7 6.L'existence de l'état morbide :

Tableau XXIV : Répartition des nouveaux nés selon l'existence de l'état morbide :

Etat morbide	Oui	Non	Pourcentage	
			Oui	Non
Dyspnée	243	89	73,19	26,81
Ictère	11	321	3,3	96,7
Fièvre	49	283	14,7	85,3
Cyanose	7	325	2,1	97,9
Absence de réflexe de succion	73	259	21,9	78,1
Convulsions	74	258	22,2	78,8
Hypoglycémie	13	319	3,91	96,09
Hypocalcémie	44	288	13,25	86,75

La dyspnée est présente dans 73,19% des cas.

C 7 7. Durée du séjour :

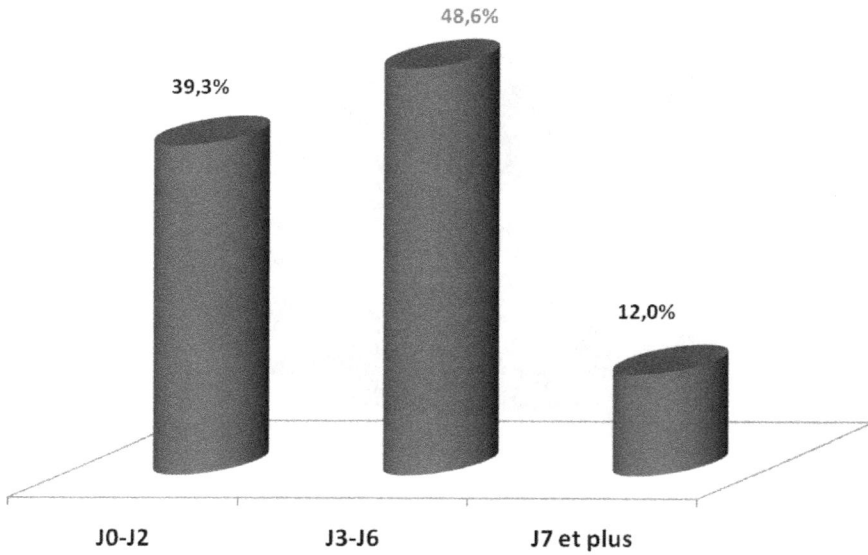

39,3% — J0-J2

48,6% — J3-J6

12,0% — J7 et plus

Figure 10 : Répartition des nouveaux nés selon la durée du séjour :

La durée de séjour allant de 3 à 6 jours est observée dans 48,6% des cas.

C 7 8.Evolution :

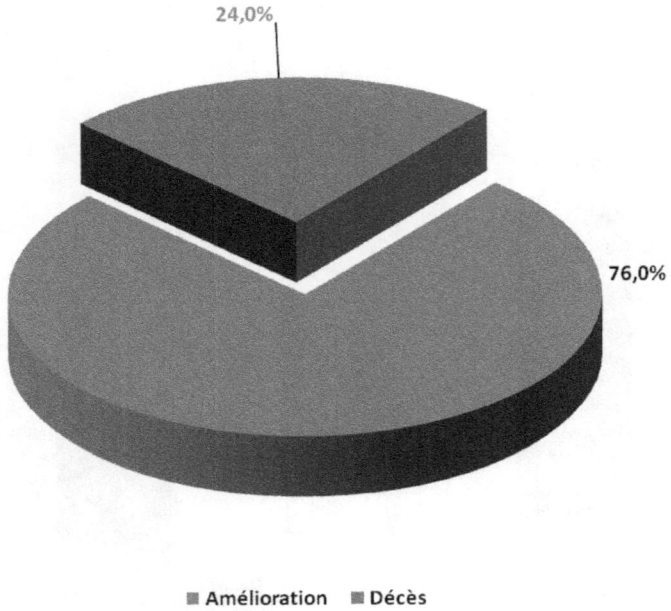

24,0%

76,0%

■ Amélioration ■ Décès

Figure 11 : Répartition des nouveaux nés selon l'évolution

L'évolution a été fatale chez 24% des nouveaux nés hospitalisés.

TableauXXV : Répartition selon la relation évolution- durée du séjour :

Tableau croisé Evolution * Durée séjour

Durée séjour

Evolution		J1	J2-J3	J4-J6	Plus de 6jrs	Total
	Amélioration	16	48	150	38	252
	Décès	35	32	10	3	80
Total		51	80	163	41	332

Les décès survenus dans les 24 premières heures représentent 43,75% des cas.

Tableau XXVI : Répartition selon la relation Apgar à 1 mn- évolution :

		Evolution		
		Amélioration	Décès	Total
Apgar 1 mn	≤ 3	125	50	175
	> 3 et< 7	127	30	157
Total		252	80	332

Tableau croisé Apgar 1 mn * Evolution

Parmi le nouveau né décédés au cours de l'hospitalisation, 62,5 % avaient un Apgar inférieur ou égal à 3 à 1 minute

D   DISCUSSION/COMMENTAIRE :

I La fréquence

Au cours de notre période d'étude, 518 cas d'asphyxie périnatale ont été enregistrés sur un total 4832 accouchements à la MIG soit une fréquence de 7,39%

Notre résultat se rapproche de celui de Koné.M au Mali [28] qui a trouvé au service de réanimation pédiatrique du CHU GABRIEL TOURE 6,6% de cas d'asphyxie périnatale.

Par contre notre résultat est inférieur à celui rapporté par Cissé M.B et coll. [29] au Mali qui a trouvé 13,26% d'asphyxie périnatale. Ce chiffre est comparable à celui de Diallo.S [30] qui a rapporté 13,6% de cas dans une étude réalisée en GUINEE CONAKRY.

Notre taux est supérieur à celui donné par Thornberg.E et coll. [31], 2% de cas d'asphyxie périnatale pour les pays développés. Ce taux est proche de celui rapporté par Modi.N et coll. [32] en 1992 dans une unité de réanimation en INDE rapportant 2,47% Notre résultat est egalement supérieur à celui rapporté par F. Jamet et coll. [4],4,2%, chiffre global pour l'Afrique. Cette fréquence est proche de celle Draman N. [33] qui a rapporté en 2007 dans la maternité du centre de santé de référence de la commune V de Bamako 4,9% de cas d'asphyxie périnatale.

II Les facteurs épidémiologiques :

A Les paramètres maternels :

A 1. Caractéristiques sociodémographiques :
A 1 1. L'âge :

Dans notre série la tranche d'âge 20-29 ans est la plus représentée avec un taux de 48,6%.

Pour Draman N. [33] au Mali la tranche d'âge 18-35 est la plus représentée.

Harouna S. au Niger [34] a rapporté 75,91% pour la tranche 18-35 ans.

L'âge moyen jeune pourrait s'expliquer par le faite que cet âge correspond à une période d'activité obstétricale intense.

A 1 2.La profession :

Nous avons trouvé que 86,1% des mères sont des femmes au foyer et seulement 6,4% des fonctionnaires.

Notre résultat est comparable à celui de Mallé.A [35] avec 84,6% des nouveau-nés issus de mère femmes au foyer.

Notre résultat est aussi comparable à ceux de Balkissa au Niger [36] et de Lassabou au Mali [37] qui rapportent respectivement 90,78% et 88,1% de femmes au foyer.

A 1 3.Le niveau d'instruction :

Dans notre série 53,1% des mères sont des analphabètes et 29,9%, un niveau d'instruction primaire.

Nos résultats sont comparables à ceux de Coullibaly au Mali [38] qui trouve : Aucun niveau d'instruction (53,0%) ; niveau primaire (27,0%).

Ce niveau d'instruction bas expliquerait le taux élevé des femmes au foyer et pourrait être une des explications à l'admission tardive des parturientes.

A 1 4.Le statut matrimonial :

Dans notre série 95,2% des mères sont mariées, 2,9% des célibataires et 1,9% des divorcées. Ce résultat est inférieur à celui de Lassabou [37] et de Bakary [39] au Mali qui ont rapporté respectivement 7,4% et 8,9% des célibataires. L'asphyxie périnatale ne semble cependant pas être influencée par le statut matrimonial.

A 1 5.La provenance :

Dans notre échantillon, 52,5% des parturientes viennent de la zone rurale contre seulement 19,7% de la zone urbaine. Ceci pourrait s'expliquer d'une part par le fait que la MIG est un centre national de référence; d'autre part par l'absence, en zone rurale de structures sanitaires avec un personnel qualifiés pour la prise en charge de ces cas.

A 2.Le mode d'admission :

Dans notre série 73,2% des mères ont été référées et24,7% venue d'elle mêmes et 2,1% d'évacuées.

Nos résultats sont différents de ceux de Sidibé [40] et de Coulibaly [38] , au Mali qui ont rapporté respectivement 59,65% et 58% des référées.

A 3.Motif de référence / d'admission :

Dans notre étude le motif de référence le plus fréquent est représenté par les hémorragies du 3ème trimestre avec 21,9%. Nos résultats sont supérieurs à ceux de Coulibaly [38] et Lassabou[37] , au Mali qui ont rapporté respectivement 17,4% et 13,74% d'hémorragies du 3ème trimestre.

Dans notre série la souffrance fœtale aigue occupe la 2ème place avec 14,5%.Nos résultats sont différents de ceux de Benabdelkrim et Hala [41] au Maroc qui ont rapporté la SFA au premier plan avec 33,4%.

Le motif d'admission des patientes ayant consulté d'elles même est dominé par le travail d'accouchement sur grossesse estimée à terme avec 76,6%. Notre résultat est comparable à celui de Ramatou au Niger [42] qui a rapporté, au CHR Poudrière 74,6% des patientes venues d'elles même. Ceci n'a pas empêché que les nouveaux nés aient présenté une asphyxie périnatale. On pourrait expliquer cela par la fréquentation tardive des services des santés et la lenteur dans la prise en charge des parturientes.

A 4 La parité :

Dans notre étude les primipares enregistrent le taux le plus élevé des nouveau-nés ayant présenté l'asphyxie périnatale suivies de paucipares avec respectivement 38,4% et 35,3%. Nos résultats sont inférieurs à ceux de Fouzia au Maroc [43] et de Ramatou au Niger[42] pour qui les primipares étaient au premier plan avec respectivement 67% et 52,70%.

Balkissa au Niger [36] qui a trouvé les paucipares en tête suivies de primipares avec respectivement 37,82% et 26,86%.

Houenou.Y et coll. [10] dans une étude sur le risque périnatal à ABIDJIAN (RCI), ont rapporté que 37.28% des mères étaient des primipares.

Il ressort que l'asphyxie péri natale est plus fréquente chez les primipares et les paucipares.

A 5 Antécédents :

Dans notre série nous avons trouvé que :

- L'antécédent de morts nés est de 1,5%, ce taux est inférieur à celui de Ramatou au Niger [42] qui a trouvé 9,1% d'antécédents de morts nés ;
- L'antécédent de césarienne représente 9,3%, Ramatou [42] et Balkissa au Niger [36] ont rapporté respectivement 4,54% et 7,8%.
- L'antécédent de fausse couche spontanée est retrouvé dans 11,8% des cas ;taux inférieur à celui de Malamine au Mali [44] qui dans une étude

sur le pronostic materno-fœtal post césarienne a rapporté 22,5% d'antécédent de FCS.

-La plus grande partie des mères (93,8%) n'ont aucun antécédent médical connu. Ce résultat est comparable à celui de Sidibé au Mali [40] qui rapporte 94,96% des mères sans antécédent médical connu.

B les paramètres de la grossesse :
B 1. Suivi de la grossesse :
B 1 1.La CPN

.

Dans notre série seulement 17,37% des mères ont fait plus de 3 CPN. Nos résultats sont supérieurs à ceux de Balkissa [36] au Niger et de Sidibé au Mali qui ont rapporté respectivement 14,13% et 10,15% de plus 3CPN.

Par contre nos résultats sont inférieurs à ceux de Draman au Mali qui a rapporté 25,3% de plus de 3 CPN.

La CPN, si elle est correctement effectué permet de prévenir certaines complications pouvant survenir pendant la grossesse ou au cours de l'accouchement

B 2. A l'admission :

B 2.1. Les BCF

Dans notre série nous avont enregistré 56% des cas d'anomalie de BCF dont 10% non perçus. Draman N. au Mali [33] rapporte 68,6% d'anomalie de BCF

Lassabou au Mali [37] a rapporté dans son étude 37,7% d'anomalie de BCF dont 11,72% non perçues

B 2.2 Le mode de la présentation

Dans notre série la présentation céphalique est majoritaire avec 75,48% des cas. Notre résultat est proche de celui de Malamine [44] qui a trouvé 78,5% de présentation céphalique. Coulibaly au Mali [38] a rapporté que la grande majorité des nouveau-nés étaient en présentation du sommet soit 85,5%, 9,3% étaient en présentation du siège, 2,9% en présentation de la face et 2,3% en présentation de l'épaule.

B 2.3 Aspect du liquide amniotique

Dans notre série le liquide amniotique est teinté ou franchement méconial dans 55,8% et hématique dans 6%. Nos résultats sont comparables à ceux de Lassabou au Mali[37] qui a rapporté 48,77% de L A teinté ou méconial et 15,78% de L A hématique. Par contre nos résultats sont différents de ceux de Coulibaly [38] au Mali qui a rapporté 33,8% de L A teinté ou méconial et 13,2% d'hématique. Notre résultat est aussi différent de celui de Khalil au Maroc [45] qui a rapporté 26,27% de L A teinté ou méconial.

B 2.4 La pathologie rencontrée

Dans notre série 28,4% des mères n'ont aucune pathologie retrouvée, les pathologies retrouvées sont majoritairement représentées par les dystocies 20,3%, l'HRP 8,6% et l'éclampsie/pré éclampsie 8,4% . Pour les dystocies nos résultats sont inférieurs à ceux retrouvés par Sidibé [0] et Coulibaly[38] au Mali qui ont rapporté respectivement 33,01% et 39,9%. Pour le HRP nos résultats sont pochent de ceux de Coulibaly [38] qui a rapporté 7% de HRP.

B 3 Le mode d'accouchement

Dans notre série la césarienne représente 66,2% d'accouchement et le forceps 3,7%. Draman N.au Mali [33] a rapporté 26,4% de voie basse (dont un accouchement par forceps et deux accouchements par ventouse) et 73,6% de césarienne .Khallil au Maroc [45] ont rapporté 82,83% de césarienne et 17,17% de voie basse dont 16,25% par forceps ou ventouse.

C   paramètres du nouveau-né :

C 1. Le terme de naissance :

Dans notre série 78,6% des nouveaux nés sont à terme, 19,9% des prématurés et 1,5% des post-termes.

Minko et coll au Gabon [11] ont rapporté 64,28% des nouveaux nés à terme.

Malamine au Mali [44] a rapporté 85,5% des nouveaux nés à terme 12,8% des prématurés et 1,7% des post termes.

Ramatou au Niger [42] a trouvé 86,4% des nouveaux nés à terme 10,9% des prématurés et 2,7% des post termes.

C 2.Le sexe du nouveau né.

Dans notre série 56,6% des nouveaux nés sont des garçons avec un sexe ratio de 1,3. Ce résultat est proche de celui de Minko et coll au Gabon [11] qui ont trouvé 57,14% de sexe masculin.

Guindo au Mali [46]   a trouvé 61,8% de sexe masculin et 38,2% de sexe féminin.

Draman N. [33] et Mallé.A [35] ont rapporté une prédominance masculine avec respectivement un sexe ratio de 1,7 et de 1,4

Le sexe masculin semble être plus exposé au risque d'asphyxie périnatale.

C 3. Apgar à une minute

Dans notre série à 1 mn 45,2% des patients sont nés en état de mort apparente avec Apgar inférieur ou égal à 3. Ceci est la traduction de l'intensité de la souffrance cérébrale qu'ont connu ces nouveaux nés au cours du travail d'accouchement.

Notre résultat est comparable à celui de Ramatou au Niger [42] qui a rapporté 42,7% de nouveaux nés en état de mort apparente.

Nos résultats sont différents de ceux de Coulibaly [38] qui a enregistré 18 nouveau-nés soit 10,5% en état de mort apparente avec un Apgar inférieur ou égal à 3 à la première minute.

La différence dans la taille de nos échantillons pourrait expliquer cette variation.

Pour Wayenberg et coll. [47]. L'établissement normal de la respiration et le score d'Apgar normal n'exclut pas l'asphyxie à la naissance. Le déficit des bases à la 30ème minute de la vie a été trouvé comme meilleur critère de l'asphyxie sévère à la naissance.

Dans notre série 24,71% des patients sont des morts nés soit un taux de mortalité per partum de 24,71%.

Notre résultat est différent de celui de Cissé.M.B. et coll. [29] qui en 1996 au centre de santé de référence de la commune V du district de BAMAKO ont trouvé 3,7% de mort-nés.

Ces décès pourraient être expliqués par :

-le retard dans la prise de décision de référence ou d'évacuation ;

-Le retard dans l'acheminement des parturientes ;

-La fréquence de certaines complications imprévisibles (HRP, placenta prævia, rupture utérine) ;

-Le retard accusé avant la réalisation de la césarienne à cause du bloc occupé.

C 4.   Apgar à 5 minutes :

Dans notre série 14,9% des patients nés vivants (11,19% de l'ensemble des patients) n'ont pas survécus à la 5ème minute et 4,1% sont toujours en état de mort apparente. Nos résultats sont inférieurs à ceux de Ramatou au Niger [42] qui trouve 32,7% de décédés à la 5ème minute et 0,90 en en état de mort apparente.

Tous les nouveau-nés décédés avant la 5ème mn avaient Apgar 2 à 1mn.

G.Bobossi et coll cités dans l'étude de Souley au Niger[34]   ont trouvés une relation entre le mauvais score Apgar et la mortalité.

Ces décès témoignent donc de l'inefficacité de la réanimation dans certains cas d'une part et de la sévérité de la souffrance cérébrale d'autre part.

C 5. Admission au service de néonatologie :

Au terme de la 5ème minute, 186 de nos patients soit 35,9% sont décédés dont 128 (24,7%) en per-partum.

De   nos 518 patients 332 ont faits l'objet d'hospitalisation au service de néonatologie

C 5 1. La réanimation :

Dans notre série la durée moyenne de réanimation est de 7,82 minutes.

Ramatou au Niger[42] rapporte 44,6% de nouveau nés réanimés pendant 10 mn et 4,5% pendant 20 m ou plus.

Draman N. [33] au Mali a trouvé que le temps de réanimation n'a pas excédé 10minutes chez 75,9% des nouveau-nés, pendant que 24,1% ont été réanimés pendant plus de 10 minutes

C 5 2.Méthodes de réanimation :

Les nouveaux nés réanimés avec massage cardiaque externe représentent 9,93% de cas.

Seulement 1,5% n'ont pas été aspirés et 3,9% non oxygénés.

La ventilation au masque a concerné 29,1% de cas et aucun cas d'intubation 'est rapporté.

Notre résultat est comparable à celui de Draman N. au Mali [33] qui rapporte dans 75,3% une réanimation lourde (oxygénation+ Aspiration + MCE).Les 24,7% ont tous bénéficié d'une aspiration puis d'une oxygénation et ventilation à l'embu bébé. Aucune intubation n'a pu être faite.

C 5 3.Les états morbides présentés par les nouveaux nés

Dans notre série la dyspnée représente 73,19% dont 11,7% de détresse respiratoire sévère; les convulsions (22,2%); absence du réflexe de succion (21,9%) ; les états fébriles (14,7%) et l'hypoglycémie (13,25%) sont les principaux états morbides présentés par nos patients admis au service de néonatologie.

Minko et coll au Gabon[11] ont rapporté les infections néonatales (54,28%), l'ictère (42,28%) et la détresse respiratoire (20%).

Draman N. [33] au Mali a rapporté le mauvais état neurologique, la détresse respiratoire, la prématurité et l'infection néonatale.

C 5 4. Le pronostic :

Dans notre étude 80 cas soit 24% des patients admis en néonatologie (15,44% de l'ensemble de nos de nos patients) sont décédés au cours de leur hospitalisation. Notre résultat est inférieur à celui de Ramatou au Niger qui a rapporté 45,4% des décédés au cours de l'hospitalisation.

Dans notre série 35 cas sur les 80 soit 45,75% des décès sont survenus dans les 24 premières heures d'hospitalisation et un total de 83,75% dans les 72 heures.

Notre résultat est comparable à celui de l'étude du CHU de Lomé [48] qui a rapporté 54,83% de décès dans les premières 24 heures et 68,18% des décès dans les premières 72 heures.. Il est par contre supérieur à celui de l'enquête du CHU de Cotonou [49] qui a trouvé 30,4% de décès au cours des 24 premières heures de vie.

Ramatou au Niger a rapporté au CHR poudrière que les premiers jours plus meurtriers avec 80% des décès dans les premières 24 heures.

C 6.La létalité :

Dans notre série la létalité liée à l'asphyxie périnatale est de 51,34%.

Au Mali Tall A. [50] et Berthé S. [51] ont rapporté respectivement 44% et 57,89% de létalité.

Au centre Hospitalier national Yalgado de Ouagadougou (BURKINA-FASSO), Sanou.I et coll. [52] ont trouvé un taux de mortalité néonatal de 48,2%, pendant que Kumar. R et coll. [53] dans une étude au nord de l'Inde ont rapporté 74% de décès néonatals dus à l'asphyxie périnatale.

E   CONCLUSION

Notre travail est une étude rétrospective menée à la maternité Issaka Gazoby de Niamey et portant sur une période de 12 mois. Il a pour objectif général de décrire les aspects épidémiologiques de l'asphyxie périnatale.

Les données recueillies permettent de faire les constatations suivantes :

La fréquence de l'asphyxie périnatale est de 7,39%

La majorité des mères sont jeunes, sans emploi et les grossesses non ou mal suivies.

Les dystocies, la prématurité, l'HRP et le placenta prævia sont les principales étiologies rencontrées.

Les nouveaux nés de sexe masculin sont les plus concernés

La mortalité est de 51,34%

Compte tenue de l'importance du drame que peut entrainer l'asphyxie périnatale son meilleur traitement ne peut s'inscrire que dans le cadre d'une bonne anticipation des complications obstétricales, par une prise en charge codifiée de la grossesse et une surveillance rigoureuse du travail d'accouchement associée à une réanimation néonatale optimale à la naissance.

F   RECOMMANDATIONS

➢ **Au gouvernement :**
- La scolarisation de la jeune fille ;
- Désenclaver les régions afin de faciliter les évacuations ;

➢ **Au ministère de la santé publique :**
- Doter tous les HD des compétences obstétricales et du matériel approprié ;
- Assurer des supervisions des structures sanitaires ;
- Former et recycler le personnel de la maternité en SONU et CPNR
- Doter les CSI et les HD des moyens de communication et de transports pour faciliter les évacuations.

➢ **A la Maternité Issaka Gazobi (MIG)**
- Elargir et équiper le bloc opératoire.
- Agrandir les capacités d'accueil du service de néonatalogie.
- Equiper le service de néonatologies en matériel moderne de réanimation ;
- Impliquer les techniciens en Anesthésie réanimation dans la réanimation du niveau né

➢ **Aux personnels de santé :**
- Assurer une collaboration de personnel ;
- Assurer une bonne tenue des dossiers médicaux ;
- Utiliser rigoureusement le partogramme au cours de la surveillance du travail pour éviter le retard dans la prise des décisions ;
- Référer à temps à un niveau supérieur les parturientese cas de complication.

> ➤ **A la population** :

- Suivre régulièrement les CPNR et ceux dès le début de la grossesse ;
- Se faire assister par un personnel qualifié lors de l'accouchement.
- Respecter les conseils hygiéno-diététiques donnés par les personnels de santé ;

G   RESUME :

Ce travail est le résultat d'une étude rétrospective dont le thème est :les facteurs épidémiologiques de l'asphyxie périnatale ;menée à la maternité Issaka Gazobi de Niamey. L'étude a concerné la période allant du 1er Janvier au 31 décembre 2010.Elle a porté sur 518 cas d'asphyxie périnatale sur un total de 4832 accouchements soit une fréquence de 7,39%. L'âge maternel moyen a été de 25,67 ans et 86,10% des mères étaient des femmes au foyer. La grossesse était mal suivie dans 83,6% des cas et les mères en majorité des primipares (38,4%).A l'admission des parturientes, il existait une anomalie de BCF dans 56% des cas. La présentation était céphalique dans 75,48% et le liquide amniotique teinté ou franchement méconial dans 55,1% des cas ;il était hématique dans 3,7%. La césarienne a représenté 66,2% du mode d'accouchement.

Les nouveau-nés étaient à terme dans 78,6% et de sexe masculin dans 56,8% des cas avec un sexe ratio de1,3.

La dyspnée (73,9% des cas), les convulsions (22,9% des cas), les infections néonatales (14,7% des cas) et l'hypo-calcémie (13,2% des cas) ont été les principaux facteurs de co-morbidité rencontrés. La mortalité globale était de 51,34%.

Mots clés :Facteurs ,Asphyxie,périnatale.MIG,NIGER

SUMMARY

This work is the result of a retrospective study on the theme: the epidemiological factors of perinatal asphyxia, conducted at the maternity Issaka Gazobi of Niamey. The research covered the period of 1st January to 31st December 2010 and involved 518 cases of perinatal asphyxia on a total of 4832 deliveries so a frequency of 7.39%. The average maternal age was 25.67 years and 86.10% of mothers are housewives. Pregnancy was poorly followed in 83.6% of cases and the majority of primiparous mothers (38.4%). On admission of parturient, there is an abnormality of BCF in 56% of cases. The presentation is cephalic in 75.48% and the stained amniotic fluid, or frankly meconium in 55.8% of cases; it is haema in 3.7%. Caesarean section accounted for 66.2% of the mode of delivery.

Newborns are at term in 78.6% and male in 56.8% of cases with a sex ratio of 1, 3.La dyspnea (73.9%) of cases, convulsions (22.9% of cases), neonatal infections (14.7% of cases) and hypo-calcemia (13.2% of cases) are the main factors of co-morbidity encountered. The overall mortality rate is 51.34%.

Keywords: Factors, asphyxia, perinatal.MIG NIGER.

H BIBLIOGRAPHIE

[1] **Lamsac B M :** accouchement et mortalité maternelle. Obst. Pour prat.3ème édition 2003 2.

[2] **Mercier I** :La mort fœtale in utéro. Bilan de 10 années à la maternité A de Borderaux thèse de médecine n 144,1991

[3]**SAKHI A. A .HABZI :** Asphyxie périnatale du nouveau-né à terme Service de Néonatologie Hôpital d'Enfants - CH Ibn Rochd Casablanca Maroc ; sakhiasmaa@gmail.com

[4] **Jamet F, Benos P, Hedon B, Laffargue F.** La césarienne en situation précaire

  Revue française de gynéco-obstétrique 1991 ;10 : 486-92.

[5] **SYLLA M. et coll :** Morbidité et mortalité néonatales dans le service de réanimation pédiatrique de l'hôpital Gabriel Touré 2003 141

Douvain médical 2009 ;128,4 ;141-144

. [6] **Tegueté I, Mounkoro N, Dougnon A, Traoré A, Traoré M, Dolo A.**
Epidémiologie de la mortalité périnatale dans la ville de Gao.

. [7] **Tegueté I, Traoré Y,Mounkoro N, Bengaly N,Diakité A, Diallo A,Sidibé T, Traoré M Dolo A.**
Etude de la mortalité périnatale dans la ville de Kayes ;

. [8] **Renodin P, Khalifa I O.**
Mortalité et morbidité hospitalière à Nouakchott ; APANF décembre 1997 : 7

. [9] **Signate S H,Diack M'baye**.
Aspect évolutif de la pathologie néonatale dans l'unité neonatologie de Dakar.
APANF, décembre 1997 : 98-99

[10] **Houenou Y, Abo P, Diarra Y, Do Rego A, Noua F, Folqueta, Zerbo C F Welfens E, Kouamé J.**

Analyse de la pathologie néonatale et perspective pour la maternité sans risque au CHU de Cocody Livre d'abstracts APANF ; 2ème congrès annuel Bamako 4-6 décembre 1997 : 7

. [11] **Minko J. L ,Meye J F,Thiane E. H. O,Owono-Megniembo M, Makaya A.**La souffrance fœtale aiguë : Expérience du service de néonatologie du centre hospitalier de Libreville – Gabon ; Médecine d'Afrique Noire A. 2004, vol. 51, n° 4, pp. 227-230

[12] **E M consulte journal de Gynécologie Obstétrique et Biologie de la Reproduction** Volume 37, numéro 1S pages 7-15 (février 2008)

[13] **Olivier B**. Souffrance hypoxique-ischémique périnatale Thèse Doctorat université de Bordeaux 2 : 2009 ; 13-14.

[14] **Bruno C.** : Asphyxie fœtale per-partum : physiopathologie et exploration biochimique - Spectra biologie n° 161. Septembre 2007

[15] **American Academy of Pediatrics, Committee on Fetus and Newborn, American College of Obstetricians and Gynecologists and Committee on Obstetric Practice:** The Apgar score. Pediatrics 2006; 117:1444–7.

[16] **Victory R., Penava D., daSilva O., Natale R., Richardson B.** :Umbilical cord pH and base excess values in relation to neonatal morbidity for infants delivered preterm Am J Obstet Gynecol 2003 ; 189 : 803-807Erratum in: Am J Obstet Gynecol 2004;190:546.

[17] **Greenwood C., Yudkin P., Sellers S., Impey L., Doyle P.**: Why is there a modifying effect of gestational age on risk factors for cerebral palsy? Arch Dis Child Fetal Neonatal Ed 2005; 90: F141-F146

[18] **Zupan V. Simunek :** Asphyxie périnatale à terme : diagnostic, pronostic,éléments de neuroprotection ;Service de réanimation néonatale, hôpital Antoine-Béclère, 157, rue de la Porte-de-Trivaux, 92141 Clamart cedex, France

[19] **Blair E., Stanley F.J.** :Intrapartum asphyxia a rare cause of cerebral palsy J Pediatr 1988; 112: 515-519

[20] **Nelson K.B., Grether J.K.: Causes** of cerebral palsy Curr Opin Pediatr 1999 ; 11 : 487-491

[21] **Yudkin P.L., Johnson A., Clover L.M., Murphy K.W**.: Assessing the contribution of birth asphyxia to cerebral palsy in term singletons Paediatr Perinat Epidemiol 1995 ; 9 : 156-170

[22] **Clark S.L., Hankins G.D**.: Temporal and demographic trends in cerebral palsy–fact and fiction Am J Obstet Gynecol 2003; 188: 628-633

[23] **Robertson C.M., Finer N.N., Grace M.:**G. School performance of survivors of neonatal encephalopathy associated with birth asphyxia at term J Pediatr 1989 ; 114 : 753-760

[24] **Robertson C.M., Finer N.N.:** Long-term follow-up of term neonates with perinatal asphyxia Clin Perinatol 1993; 20: 483-500

[25] **Mercuri E., Ricci D., Cowan F.M., Lessing D., Frisone M.F., Haataja L., et al**.: Head growth in infants with hypoxic-ischemic encephalopathy: correlation with neonatal magnetic resonance imaging Pediatrics 2000 ; 106 : 235-243

[26] **Lindstrom K., Lagerroos P., Gillberg C., Fernell E**. :Teenage outcome after being born at term with modera te neonatal encephalopathy Pediatr Neurol 2006 ; 35 : 268-274

[27] **V.Meau-Petit et coll.**
 Hypothermie contrôlée du nouveau-né à terme après asphyxie périnatale Elsevier Masson 9 février 2010 ;283

[28] **Koné M.**
Morbidité et mortalité dans le service de pédiatrie de l'hôpital Gabriel Touré. Thèse de médecine Bamako 1990 : 57-60.

[29] Cissé M B.
Profil épidémiologique des nouveau-nés de la maternité du centre de santé référence de la commune V de Bamako : Bilan de 6 mois d'accouchement.

[30] Diallo S, Yero Boye Camara, M Daffé.
Consultation prénatale et état des nouveau-nés à l'INSE Médecine d'Afrique noire; N° 5200 : 233-235

[31] Thornberg E, Thiringerk, Odebacka, Milsont.
Birth asphyxia, incidence, clinical course and outcome in Swedish population. Acta Pediatr 1995 : 927-932.

[32] Modi N, Kieu Bakaran C.
Reason for admission, causes of death and coast of mission to tertiary referral neonatal unit in India. Journal of tropical paeditrics 1995 ; 41 : 99-102.

[33] Draman N.
Souffrance fœtale aigue dans la maternité du centre de référence de la commune V Thèse de médecine Bamako 2007 90-104

[34] Harouna S.
Etude de la mortalité et de la morbidité de paible poids de naissance dans le service de néonatologie de la maternité Issaka Gazoby de Niamey Etude rétrospective à propos de 761 cas.
Thèse de médecine Niamey 2006 59-66

[35] Mallé A.
Place de la souffrance cérébrale du nouveau-né à terme dans le service de réanimation pédiatrique de l'hôpital Gabriel Touré de Bamako.
Thèse de médecine Bamako 1999 :43-67.

[36]Balkissa M.

Contribution à l'étude des facteurs épidémiologique la mortalité périnatale à la maternité Issaka Gazoby de Niamey Etude prospective à propos de 665 cas

Thèse de médecine Niamey 2005 61-70

[37] Lassabou D.

Etude épidemio-clinique des urgences obstétrcales au centre de santé de référence de la la commune V Thèse de médecine Bamako2005 64-68

[38]Dramane C.

Etude épidemio-clinique des urgences obstétrcales au centre de santé de référence de la la commune IV à propos de 293 cas.

Thèse de médecine Bamako 2008 47-50.

[39] Bakary S. Camara

Mortalité périnatale dans structures sanitaires de la ville de Sikasso

. Thèse de médecine Bamako 2006 72

[40]Sidibé D.

Les urgences gynécoloiques et obstétricales à l'hopital de Sikaso en 2004 à propos de 456 cas.

Thèse de médecine Bamako 004 40-44

[41] Benabdelkrim H.

La césarienne à la matérnité lalla Meryem à propos de 485 cas colligés au service de gynéco-obstétrique -C-

Thèse de médecine Casablanca 2000

[42] Ramatou M. Mounkaila

Score Apgar bas et devenir néonatal au CHR poudrière Etude prospective à propos de 110 cas.

Thèse de médecine Niamey 2009 54-59

[43]Fouzia A. : Souffrance fœtale aigue : Etude rétrospective à propos 378 cas et revue de la littérature ; thèse de médecine Casablanca 2005

[44] Malamine K.

Césarienne : pronostic materno-fœtal à l'hopital FOUSSEYNI Daou de Kayes
Thèse de médecine Bamako 2008 65-71

[45] Khalil K. : Souffrance fœtale aigue dans le service de gynécologie
obstétrique « A » de la maternité Lalla Meryem ; thèse de médecine Casablanca
2006

[46] Guindo D. Oumar

La mort fœtal anté partum dans le service de gynécologie obstétrique du centre
de santé de référence de la la commune V du district de Bamako.
Thèse de médecine Bamako 2006 40-45

**[47]. Wayenbeg J L, Verneylen D, Bormans J, Magerz P, Muller M F,
Pardou A.**

Diagnostics of severe birth asphyxia and carely prediction of neonatal
neurogical outcome in term asphyxiated new born.
J perinat Med 1994; (22) 2129:36.

[48Balaka B. Agber A.D.,Kpemessi E,Baea S., Kessie K., Assimadi K

Evaluation de la mortalité néonatale précoce en 10 as (1981-1982) ; et 1991-
1992 au CHU de Lomé.
Médecine d'Afrique noire 1998 , 434

[491Alihonou E.Dan V,Ayivi B.Sossou E C,Gandaho T Koumffai S.

Mortalité néonatale au centre national hospitalier et universitaire de
Cotonou ;Incidence,cause et moyen de lutte.
Mdecine d'Afrique Noire 1991,751

[50] Tall A.

Etude de la mortalité et de la morbidité infantile dans l'unité de
réanimation pédiatrique de l'hôpital Gabriel Touré à propos de 374 cas.
Thèse de médecine Bamako 1999: 78-81

[51] Berthé S.

Mortalité et morbidité néonatale au service de pédiatrie de l'hôpital

Gabriel Touré de Bamako : Etude des facteurs de risque.

Thèse de médecine Bamako 1991

[52] Sanou I, Traore A, Kam K L, Koueta F, Dao L, Zeba B, Sawadogo S A.

Morbidité et mortalité dans l'unité de néonatologie du Centre Hospitalier National Yalgado de Ouagadougou ; 2ème congrès APANF décembre 1997.

[53] Kumar R.

Birth asphyxia in a rural communauty of north india

J trop Pediatr 1995 ; (41) 2 : 5-7.

ANNEXES

FICHE D'ENQUETE

Paramètres maternels

Age : ………………………………………………………… /__/__/

Profession :……………………………………………………/__/

1. Fonctionnaire   3.Etudiante   5. Autres

2. Femme au foyer   4. Elève

Situation matrimoniale……………………………………… /__/

1. Mariée   3.Divorcée

2. Célibataire   4.Autre

Profession du mari………………………………………… /__/

1. Cultivateur   4.Revendeur/Commerçant   7.Artiste

2. Fonctionnaire   5.Chauffeur   8.Elève/Etudiant

3. Maçon   6.Gardien

Niveau d'instruction………………………………………./__/

1. Supérieure   2.moyen   3.Primaire   4.Aucun

Zone de provenance………………………………………./__/

1. Urbaine   2.Sub urbaine   3.Rurale

Motif d'admission………………………………………./__/

1. Travail d'accouchement sur grossesse estimée à terme   3.MAP

2. Hémorragie du 3em trimestre   4.RPM

Si RPM,durée :……………………………………………/__/__/

Mode d'admission………………………………………./__/

1. Venue d'elle-même

2. Référée

Motif de référence……………………………………./__/__/

1.MAP   15.Présentation transverse

2. Hémorragie du 3em trimestre   16.Présentation de l'épaule

B

3. HRP

4.Placenta prævia

5.Syndrome de pré rupture

6.R U

7.SFA

8.Primi agée

9.DFP

10.RCIU

11.RPM

12. Anémie sévère

13.Procidence du membre

14 Procidence cordon

17 Primipare + siège

18. Eclampsie

19. Pré eclampsie

20. Présention Front

21. Présenta tion Face

22. Cardiopathie et G.

23. Autre

Si RPM, duré ……………………………………………………………../__./__/

Antécédents obstétricaux :

Gestité……………………………………………………………………………../__/

1.Primigeste   3.Multi geste

2.Pauci geste   4.Grande multigse

Parité…………………………………………………………………………………./__/

1. Primipare   3.Multipare   5.Nullipare

2. Pauci pare   4.Grande multipare

Mort nés……………………………………………………………………..../__/

Enfants décédés……………...………………………………./__/__/

Toxémie…………………………………………………………………....../__/

1.Oui   2.Non

Césarienne……………………………………………………………....../__/

1.Oui   2.Non

FCS……………………………………………………………………………../__/

1.Oui   2.Non

C

Asymétrie du bassin…………………………………………....../__/
1.Oui   2.Non

BGR…………………………………………………....../__/
1.Oui   2.Non

Antécédants médicaux……………………………………....../__/

     1.HTA   4.Cardiopathie   7.Autre

     2.Diabète   5.Asthme

     3.HTA+Diabète   6.Drépanocytose

Paramètres de la grossesse :

Grossesse : …………………………………………………/__/
1. Unique   2. Multiple

Nbre de CPN…………………………………………………/__/

Médicaments pris pendant la grossesse ………………..…./__/

     1. Fer   3.A.Folique   5.Fer+Fansidar+A. Folique

     2. .Fansidar   4.Fer+Fansidar

Vaccination tétanos…………………………………………../__/

   1.oui   2.non

Bilan réalisé…………………………………………………../__/

     1.NFS   5.NFS+Echographie   9.GE+CRP

     2. Echographie   6.NFS+GE+CRP

     3.G E   7.NFS+GsRh

     4.CRP   8.Tout

Serologie HIV………………………………………………….../__/

1.oui   2.non

A l'admission :

Coloration muqueuses et conjonctives………………………../__/

1. Normal   2.Pâleur

H U………………………………………………………………...../__/__/

BCF…………………………………………………………………...../__/

1.Non perçus   3.20-160

2.≤120   4. ≥ 160

Mode de présentation……………………………………………../__/

1. Siège   3. Céphalique   5.Epeaule

2.Face   4. Transverse

Bassin……………………………………………………………/__/

1.Normal   2.Asymétrique   3.GR

L

A………………………………………………………………… /__/

1.Clair   3.Méconial   5.Purée de pois

2.Teinté   4.Purulent   6.Hémorragique

7.Non précisé

Médication au cours du travail…………………………………../__/

1.Ocytociques   3.Transfusion   5.Tout

2. Anti spasmodiques   4.Ocytociques+Antispasmodiques

Anomalies détectées…………………………………………./__/__/

1.HRP   16.Prématurité

2.Placenta prævia   17..Post maturité

3.RU   18. Hydramnios .

4.Synd de pré R U   19. HRP+Prématurité

5.DFP   20 RPM+Prématurité

6.RCIU   21.P P+Prématurité

7.RPM   22. HRP+Post maturité

8. Procidence du membre   23.Ption dyst+Procidence membre

9.Procidence cordon   24.Ption dyst +procidence cordon

10.Eclampsie   25.E+Prématurité

E

11.Pré éclampsie   26. Pré E+ Prématurité

12.Ption dyst   27.Autre

13.Dyst mec

14.Dyst dyn

15.Oligo amnios

Accouchement……………………………………………………………../__/

1.Voie basse   2.Laparotomie   3.Césarienne   Indication

césarienne……………………………………………………/__./__/

1. HRP   9Placenta prævia

 2.Syndrome de pré rupture   10. RCIU

3.Dilatation stationnaire   11.Dystocie d'engagement

4.Dystocie de dégagement   12.DFP

 5. RPM   13.SFA

 6. Procidence du membre   14.Procidence cordon

 7. Présentation transverse   15.Epaule méconnue

 8. Primipare   + siège   16.Cardiopathie et G

17. Primipare agée   18Autre.

Durée RPM césarienne……………………………………………/__/__/

Anesthésie utilisée……………………………………………………/__/

1.AG   2.RA

Paramètres du nouveau né

Nné………………………………………………….. …………………/__/

1.Unique   2.Jumeau

Terme de naissance…………………………………………………/__/

1.Terme   2.Prématuré   3.Post terme

Sexe………………………………………………………………/__/

1.Masculin   2.Féminin

P N…………………………………………………………./__/__/__/

T N……………………………………………………………./__ /

F

P C.../__/__/

Apgar 1 mn.../__/

Apgar 5mn.../__/

Poids Placenta.../__/__ /__/__/

Réanimé.../__/

1.Oui   2.Non

Durée réanimation.../__/__/

Aspiré../__/

1.Oui   2.Non

Oxygéné... /__/

1. Oui   2.Non

Ventilé au masque.../__/

1. Oui   2.Non

M C E..

Oui   2.Non

Lieu accouchement../__/

Score de Silverman../__/

Signes présentés :

Ictère../__/

1. Oui   2.Non

Fièvre.../__/

1. Oui   2.Non

Cyanose../__/

1. Oui   2.Non

Reflexe de succion ..../__/

1. Oui   2.Non

Reflexe archaïque../__/

1. Oui   2.Non

Convulsions.../__/

1. Oui   2.Non

Bilan complémentaire../__/__/

1.Glycémie	7.Urée-Ccréat	13.NFS,GsRh,GE,CRP,Glycemie
2.Calcemie	8.Transa	Calcemie
3.NFS	9.ETF	14.NFS,Glycemie,Calcemie
4.GE	10.NFS,GsRh	15.GE,CRP
5.CRP	11NFS,GE,CRP	16.NFS,GsRh,GE,CRP,Glycemie,
6.GsRh .	12.Glycemie,Calcemie	Calcemie,Urée-Créat

17. NFS,GsRh,GE,CRP,Glycemie,Calcemie,Urée-Créat

18. NFS,GsRh,GE,CRP,Glycemie,Calcemie,Urée-Créat,Transa

19. NFS,GsRh,GE,CRP,Glycemie,Calcemie,Urée-Créat,Transa,ETF

20.NFS,GsRh,GE,CRP,Glycemie,Calcemie,Urée-Créat,,ETF

21. . NFS,GsRh,GE,CRP,Glycemie,Calcemie,,ETF

Traitement reçu :

Réanimation hydro électrolytique.../__/

1.oui   2.non

Bicarbonate 42‰.. ./__/

1.oui   2.non

Transfusion sanguine../__/

1.oui   2.non

 Aspiration../__/

1.oui   2.non

 Oxygénothérapie.../__/

1.oui   2.non

Ventilation.../__/

1.oui   2.non

Antibiothérapie.../__/

1.oui   2.non

 Anti palustre../__/

H

1.oui   2.non

Gardénal…………………………………………………………./__/

1.oui   2.non

Paracétamol…………………………………………………./__/

1.oui   2.non

Vit K1……………………………………………………./__/

1.oui   2.non

Caféine…………………………………………………./__/

1.oui   2.non

AZT - NVP-3TC………………………………………….../__/

Evolution…………………………………………………./__/

1.Amélioration   2.Décès

Durée séjour………………………………………………../__/__/

Table des matières

K

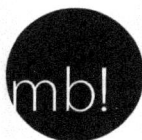

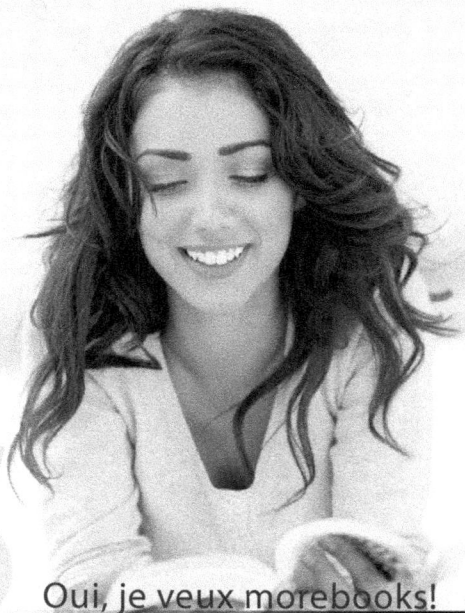

www.ingramcontent.com/pod-product-compliance
Lightning Source LLC
Chambersburg PA
CBHW021109210326
41598CB00017B/1382